你不是真正生病，只是

# 大腦說服了身體

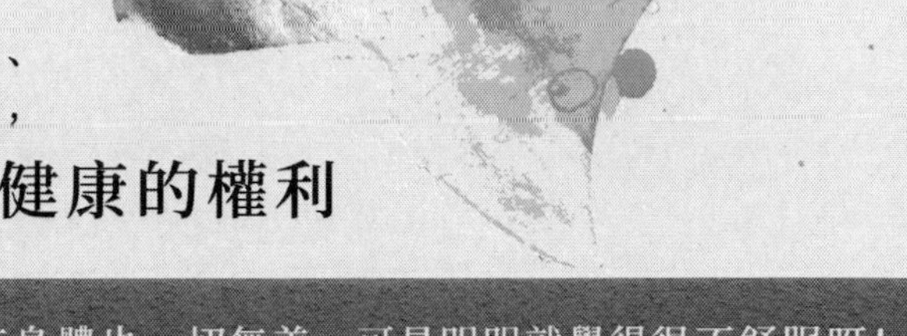

疼痛源自控制欲、過敏是因為壓力、
發燒出於恐懼……社會已經很暴戾，
**別再被情緒「剝奪」健康的權利**

有些病症怎麼吃藥都好不了，檢查身體也一切無恙，可是明明就覺得很不舒服呀！

## 病因究竟出在哪裡呢？

· 自發性生病：曾經嘗到甜頭，竟然促使疾患「主動」產生？
· 疾病與大腦的 N 種連結：從性障礙到癱瘓，可能是暗示的結果
· 不被人們察覺、總是被動壓抑的微弱情緒，最終以病症為突破口

**本書帶你探索埋藏心底的回憶**
**——與自己的靈魂來一場深度對談**

# 目錄

## 目錄

## 第三章　病症是我們被迫選擇的信差



## 第四章　病症是我們慣用的武器

## 第五章　病症是我們內在智慧的顯現

## 第六章　我們的錯亂和無知讓病症入侵



## 第七章　被拒絕和遺忘的情緒，以病症當出口

## 第八章 看穿創造病症的自己

## 第九章　放下病症，成為自己的主人

# 目錄

# 推薦序

本性無病，為人自招

以前寫了很多序，多是為老學士。但這次不同的是，作者是個年輕女子，一個具有很大潛力，具中華傳統國學文化底蘊和現代科學、人體、疾病、康復、養生、心理、靈學一體的學者！

她是學者，也是探索者。她站在一個新視角探索著。她說她是一片葉子，一片雲。其實，她是一朵花，但卻開在少有人到達的山巔上，是能為有緣人帶來新空間、新氣息、新感受的花！

巧的是，她的名字就叫：花榮！

作者的觀點，和覺者的照見不相悖逆的。

覺者云：如來清淨，本性圓明，不增不減，不垢不淨！

當年維摩詰居士顯病，也是度眾說法！文殊代表佛陀看望示現疾相的維摩詰菩薩，問及疾病等的原因時，維摩詰菩薩回答說：「從痴有愛，則我病生。以一切眾生病，是故我病，若一切眾生得不病者，則我病滅。所以者何，菩薩為眾生故，入生死，有生死，則有病，若眾生得離病者，別菩薩無復病。譬如長者，唯有一子，其子得病，父母亦病。若子病癒，菩薩亦癒。」

可見眾生之病，就是來自七情六欲、妄想、分別、執著、貪婪、嗔恚、愚痴、疑惑……

勸有緣的您，抽時間讀一讀花榮這部書，或有裨益，也是一種福報，是福報，也是往西善根、福德、因緣所致！

花榮之花，願從山巔，開遍曠野，多彩大千！

感謝作者，讓我作序。三八兩語，算作隨喜！

阿彌陀佛！

無藥醫學創始人　馬秀群居士

# 序言

隨著人類文明的發展，尤其物質文明的發展，我們擁有前所未有的物質享受，而與此相反，身體狀況、精神狀況、幸福感等等每況愈下，我們有諸多的煩惱和不適：

我們常常如同機器般自動和循環的情緒爆發；

我們常常被病症纏身，我們頌揚藥物的特效、更頌揚先進的檢測技術及治療器械，我們滔滔不絕的或興奮或失落的談論保險賠償率；

我們以自己的期望要求別人，結果常常失望、氣憤、埋怨；

上述諸多幾乎我們每個人都經歷過或正在經歷，那麼我們為何如此呢？作者認為我們之所以如此是因為我們越來越多的遠離了自己的本性，越來越多的忘記了自己本來的面目，故此我們在外在豐富和多彩的情況下內在卻感到匱乏和痛苦，我們在茫然無知的狀態下創造病症、利用病症、認同病症、抓緊病症、餵養病症，以及不認識病症發生的深層意義而任其不斷重複或改頭換面輪番登場。

而實際上，我們人類的確是高級智慧的物種，我們擁有能動性和創造性，我們內在的生命之流是無限的存在狀態。「我」比我們想像的大很多，「我」和宇宙萬物之關聯也比我們想像的緊密很多：

如，量子物理證明，世界萬物是連接的，我們的意念及態度可以影響到與我們關聯的一切；「海森堡不確定性原理」指出觀察的行為會改變被觀察的東西，這在微觀世界層面的次原子微粒中和宏觀世界層面的銀河系中都得到了證實。

被大家熟知的吸引力法則也在說明我們內心意願的強度以及想像力可以吸引或影響我們所想要的結果；

另，智慧傳承的教導指出外在世界是內在世界的倒影。

當然，我們內在世界和外在世界到底是何種關係、如何互動等，這些問題至今尚無最終最全面的答案，但有一點可以斷定：我們對病症的發生負有責任：

我們不認識自己，如此經由我們被創造出來的「病症」更不認識。

我們與病症深度連結。我們擁有對疾病的需要、我們允許疾病發生、並給它獨立存在的空間，同時也經常餵養它。

病症是我們被迫選擇的信差，當我們內在的本能衝動被壓抑或自然發展受挫時，

「我」迫不得已動用病症來向我們傳達資訊。

病症是我們慣用的武器，我們常常為了達到自我的目的或為了表達自我的退縮而利用病症。

病症是我們內在智慧的顯現，「我」是智慧的存在，「我」的追求不限於房子、車子，而更是為了平衡、真實、經歷、成長等，這些有時也需要病症來實現。

另，很多種因為我們的錯亂、無知、不接受、不面對而導致的病症……

那麼，如上所述，我們主動或被動、無知或智慧的創造了種種病症，僅僅如此嗎？這是註定了的宿命？如果是這樣，我們知道這些有何意義，甚至不知道的為好，不然因為知道了病症是自己創造的而怨恨自己，否定自己、逃離自己，從而再次引發病症……

是的，如果我們僅僅認識到「病症是我們自己創造的」，那就沒有意義了，而更重要的是我們應該認識到我們能創造病症，同樣也可以治癒病症、放下病症或者與病症和諧相處。

病症的存在並不可怕，可怕的是我們對病症的錯誤認知、態度及做法。

我們應該透過認識自己本來的樣子、認識我們與病症的連結以及病症其存在目的、發生原因、運作規律等而做回自己生命的主人。

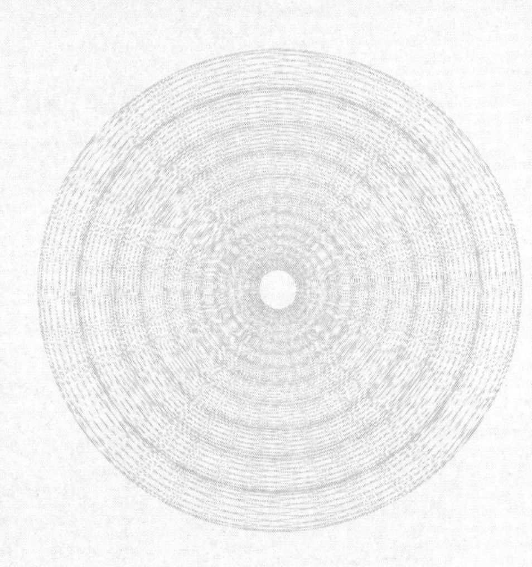

# 第一章
## 我們不認識自己，更無從認識自己的「病症」

# 第一章　我們不認識自己，更無從認識自己的「病症」

大家應該都知道「盲人摸象」的故事，故事裡六位盲人分別摸到了大象的一部分，分別宣稱大象是一堵牆，一支矛，一條蛇，一棵樹，一個扇子和一根繩子，而且他們各自都堅定認為自己是正確的。

這裡，我們假設讓故事裡的六位盲人再次去尋找或認出一隻大象，那麼，結果會是什麼樣呢？大家不難想像，他們一定是找不到大象，除非他們意識到自己對大象的認知出了問題，並重新全面再次認知大象。

在現實中，我們對自己的認知就如同盲人摸象，我們只了解自己的一部分且當作全部，如此，我們的下場與那些盲人一樣，無從認出自己。除非放下自己的偏見、狹隘和自以為是。

認知，正確的認知是對被認知物件進行有效操作的前提，包括認出、訓練、利用、改造等等凡是進行主動創造的前提，不然只有擦肩而過或被動接受。

我們對自己沒有全面正確的認識之前是無法知道我們自己創造的病症，更無從認出創造病症的自己，如此我們的生活充滿著迷茫和混亂。

# 不懂得生命，我們是殘缺的「病人」

何為生命？

生命是呼吸、是心跳、是溫度、是思考、是運動；

生命是發芽、生長、成熟、結果；

生命是人、動物、植物、礦物質、山川河流；

生命是風、是雨、是光；

生命是老人、小孩、同時也是年輕的父母；

一切的一切都是生命。

生命是奇蹟。生命蘊含著一切，並藉助一切展現著自己。難道不是嗎？

當然，我們很多人並不認識生命，更不認為上述這些都是生命。

我們通常非常狹隘，我們常常只把自己當做生命體，而且對於生命的體驗對我們來講只是「活著」而已。同時，「活著」對我們來講又是理所當然以及自然自動獲得的結果，我們並不懂得它。

有誰思考過自己是怎麼呼吸的嗎？如何心跳的嗎？我們是如何獲得這些的呢？

也許有人會反問「這有什麼需要思考的嗎？難道不是自然的嗎？」是的，就因為我們很少關注或者思考過這些，所以我們連「活著」是怎麼回事都不太清楚。

「活著」卻不知道活著。

「活著」卻如同行屍走肉。

這樣的人占有多數。

「活著的目的就是要知道自己在活著」。

看來這是個難題，不然怎麼會變成活著的目的呢？！

說得沒錯，因為人類陷於思想太長時間，人類向來推崇思想、推崇捷徑、推崇享樂……

實際上，努力把思想昇華也沒錯，清明且有高度的思想確實有指引作用，然而人類卻很容易陷入盲目崇拜或盲目否定，其深層原因是找捷徑，希望不勞而獲，企圖外求……

而所有問題的答案卻在全然的經歷及內在的感悟中。任何大師都只可以是引路者，但沒有經歷過真實體驗，我們永遠都悟不到大師所謂的真理：

一個沒有見過色彩的人，一個活在完全黑白的世界之人，他無論如何閱讀書本知識或請教高人，但在他自己真正看到之前絕對不可能知道色彩的絢麗；

一個沒有嘗過蘋果的人，無論對蘋果的長相、大小、種類深入掌握或者天天看著、摸著、聞著，甚至有吃過蘋果的人天天向他描述蘋果的味道，但在他還沒品嘗之前，他必定不知道蘋果真正的味道……

真正的「知道」是基於親身經歷才可獲得的，不然一切都會是空談，瞎談，實際上根本就沒有談論的資格。

我們活在高度追求知識的年代，而且是可以輕而易舉獲得知識的年代。

那麼，我們是否比其他時代的人類知道的更多呢？

不是的，也許恰恰相反。

如果我們只以頭腦收集知識而不去體驗和經歷，那麼我們所獲取的「知識」只是一堆概念，我們自己也與那些數位工具（如電腦、手機等）沒有本質的區別。我們失去了感受、覺知和探索的能力，於是我們陷入書本知識或其他人嘴裡的知識，進而還會一知半解的複製和編輯，而那真實的生活被我們錯過，就如同我們的生命。

我們很多人未曾思考過生命是什麼？生命來自於哪裡？去向哪裡？更不曾想過生命

的意義為何？

如果我們現在就提出這個問題，大家也許會答出很多，如：生命的意義在於它的長度、寬度、深度或者高度等等。

是嗎？是真的如此嗎？

生命的意義在於長度？那麼，曾經有許多年輕又英勇的先烈或者英年早逝的天才們，他們生命長度雖然很短卻閃爍著光芒，即使他們的生命已經結束，卻還被歷史記錄著永垂不息。

生命的意義在於寬度？那麼活在當今繁榮昌盛時代的我們，感官體驗如此豐富又刺激，而且頭腦裡裝著百科辭典、大千世界以及上下幾萬年。那麼無所不能無所不知的我們，是否已經實現了生命的圓滿呢？我們層出不窮的，諸多的不滿、焦慮、恐懼、憤怒、怨恨又是來自哪裡呢？

生命的意義在於深度？這回好像接近答案了，是嗎？未必。生命並不是隱祕且深奧的數學題，它並不需要我們絞盡腦汁去解答。生命是鮮活的，單純的，它當然有深度但也不乏幽默和直接，相反，是我們太過於做作和自以為是。

生命的意義在於高度？不不不，高低都是生命的展現。何況，生命從不分高低貴賤，分高低的只是我的認知和理解以及我們找給自己的慰藉。

那麼，生命的意義為何呢？我也不知道，我覺得它是一種無法用我們有限的語言來描述或固化的「東西」。

我覺得生命的意義在不斷探索並以全身心的經歷，透過全身心的投入發現其內在的美和奧祕。甚至，我覺得生命只是一種流動，就如同水，我們，我們生活的態度是個容器，我們拿什麼樣的容器盛裝它，它就會呈現什麼樣的狀態，如果我們只是個空心的管子，那它也會流過，不留痕跡，我們最後也是空空如也；如果我們拿令人愉快和喜悅的容器來盛裝它，那它也會呈現愉快喜悅的樣子；而我們拿煩惱的、鬱悶的容器去裝它，那麼它當然也會呈現那煩惱鬱悶的樣子……

生命如涓涓之流，流過我們，雖然看似簡單的流過，但卻充滿著力量和韻律。它不曾強制定義我們任何的任務或目標，它賦予我們的只有無限的自由，我們可以任由內在的衝動去譜寫自己生命的意義。

由於我們不懂得生命之流的力量、韻律及意義，所以承受著眾多身心靈的困擾。當今如此高的青少年自殺率、精神憂鬱等，難道不是見證嗎？

又如生命的發生。生命的發生是恩典，不是自然的獲得，所以我們需要對父母祖先表示感恩，不然我們的生命失去支撐和平衡力，病症將會伴隨我們。

生命需要我們去懂它，這麼說好像不妥。

更確切的說法也許是我們需要去懂得生命，這麼說好像又不妥。

如何不妥？因為上面兩種說法把「我們」和「生命」分開了，而實際上我們和生命是一體的。當我們不懂得「生命」時，我們都是殘缺的「病人」。

如果，有一天我們開始思考生命為何？意義又為何？那麼，從此我們的生命必定不再是一直以來那樣——存在眾多限制和束縛的，一條從生到死的路程。

## 最大的病症：忘記自己

我們很小的時候就開始學乖，學乖的目的多數是為了得到認同和肯定；

上學的時候，我們通常都努力讓自己表現好，成績好，深層目的也是為了得到認同和肯定；

被列入成人之後，我們找工作、要賺錢的目的，或是為了讓父母放心和享福，或是為了得到同事、主管以及周圍人的肯定，甚至還會想著如果我賺了很多錢，就能幫得上七大姑八大爺，凡是與我們有瓜葛的人們，我們都可以幫他們實現他們的夢想，而那些夢想，無非是幫他們實現買房子、上學、出國或者其他他們夢寐以求的東西等等；

當我們結了婚，為人妻、為人夫以及為人父母，我們努力奮鬥的動力又多一條：讓孩子吃得好、住得好、用得好，為未來做好奠定等等。

我們是個「乞丐」，我們對自己的生命及生活完全無助。我們生活的姿態和生命的意義都需要依靠外在的肯定，如果我們脫離外在價值體系的支撐，我們就會淪落為「瘋子」。

於是，我們每個人都為了迎合那些眾多的，飄忽不定的、變化多端的的外在標準和目的而拚命學習、努力工作，我們需要考慮的只有哪種知識或資質有利於我們生存，有利於符合大眾標準，有利於得到外在價值體系的肯定。

我們活著、學習著、工作著，我們日出而作，日落而息。然而，忽然有一天我們發現自己很像上了發條並定時的鬧鐘，我們很多時候帶著疲憊或不甘去做自己並沒有很喜歡的事情。別人需要什麼或者別人喜歡什麼，我們就努力朝著別人的期望努力，我們日復一日重複著，我們一切的作為似乎都是為了別人。

如此，我們活著看似都為了別人，如為了父母、為了親人、為了家庭、為了孩子……

果真如此？好像真的是如此。我們真的以為是如此。

然而，如果我們真的做到「全身心為了別人而活」的境界，那應該是自在、圓滿、無我的境界吧？！不知道，我沒去過。

是的，我們絕大多數人都沒去過那裡，而我們所謂的「為了別人而活」往往是個假象，真相是我們一直在企圖從別人的認同肯定中找到自己存在的價值。我們所謂「為了別人」而努力的背後隱藏著「獲得他人認同或肯定」的企圖。因為我們需要透過獲取別人的認同和肯定而找到歸屬感、成就感以及存在的意義和價值等。

這個需要「認同和肯定」的「我」不是真實的我，它是個錯覺，這個錯覺，以為有個「自己」的「我」存在。這個錯覺本身和錯覺以為的內容就是我們的「自我」。

「自我」是個錯覺，它並沒有真實存在。儘管如此，這個錯覺萬分確定的以為自己存在，並不斷的去證明。「自我」的錯覺太深，我們忘記了自己。

如上，我們看似為了別人而活，而深層上是為了那個「自我」的錯覺，為了去證明「自我」的存在。如何證明呢？那就是需要外在的認同和肯定。

自我需要外在的認同和肯定，於是陷入無盡的掙扎徘徊。因為外在那些給我們認同和肯定的人們，包括我們自己，無時無刻不在變化。

我們忘記了真正的自己，然而我們並不覺得有何不妥。我們以為那個真正的自己就是在別人的嘴裡、眼神裡以及我們所擁有的豐富和繁華當中，於是，我們不但丟失了真正的自己，進而又丟掉了找到真我的機會，於是我們南轅北轍，越陷越深。

是的，我遺忘自己已經很長時間了，我們偏離方向已經很長時間了，以至於活在別人眼裡的，那個被恐懼占據的「自我」成為了主人，以至於我們都為了那個「自我」而活著，在此為了別人活著還是為了「自我」活著已經成為一體。因為我們的那個「自我」就是活在別人的期待、評價、喜好、標準當中，而這個「自我」並不是我們真正的自己。

我們從小就一直被灌輸「要聽話、要好好學習、要考上知名大學、要出人頭地……」，只有做到這些，父母才會自豪、誇我們、獎勵我們。這就是我們的社會環境。我們必須以「乖孩子、好孩子、聰明、考上大學、出人頭地」來榮耀父母。我們或者我們的孩子們背負著父母的期待甚至祖宗八代的期望，於是我們，我們的孩子們就忘記了鮮活真實的自己。

幾乎每一個考生的父母都心驚膽戰的把滿滿的包袱託付給孩子，並且以「愛」做包裝，陪著上課、陪著複習、全程接送，如此，孩子們別說有自己的希望，連個自由呼吸的空間都沒有。如果孩子們稍稍叛逆或有自己的主張，就會遇到諸多阻礙，會被教訓，說什麼小孩子你懂什麼，什麼愛好什麼嚮往，都沒用，賺錢是硬道理，不聽老人言吃虧在眼前等等，在大人眼裡沒有前途的事情，小孩子就休想去做。

另，我們的文化是以成敗論英雄的文化，而成敗的標準是堅硬又冷冰冰的錢多錢少或者地位高低貴賤，誰會在乎你內心的開心快樂呢？

於是乎我們為了父母，為了社會的標準，不斷一層一層放下自己。

首先放下天真無邪；

然後放下勇氣和自由；

接著放下熱愛；

最後放下自己；

我們連自己都放下了，還談什麼「活著」呢？是誰在活著呢？我們看似是為了父母為了社會，然而父母也是我們的影子，他們也不知道是誰在活著……

我們已經進入了這種惡性循環當中，所謂惡性就是越循環越讓我們遠離自己，我們活著越來越變得像一種口號，越來越變成一種文化。

假如，月亮是我們真正的自己，而我們的認知卻以為水中那個月亮的倒影就是我們真正的自己，而且透過共同的認同，水中那個倒影也以為自己就是真正的「我」。然而，倒影畢竟是倒影，它終究是虛幻空洞的，它必須依靠水才能呈現自己，同時由於水總是波瀾不定，故這個倒影只能完全無主隨波逐流，就算偶爾會有個完整的呈現，那也只是稍縱即逝的假象而已。

我們的真我是天上的月亮，而我們把月亮的倒影當作了自己，同時為了讓這個倒影獲得清澈完美的呈現而寄期望於水、附和於水、甚至有時也想控制水、想控制那擋住月亮的雲。我們的方向完全錯了

月亮一直在那裡，它不用依靠水來呈現，它也不怕被雲彩擋住。

我們忘記了自己。這是何等痛苦、何等畸形啊！

是的，是的，我們一直在經歷痛苦，只因為我們忘記了自己；

是誰在活著？為誰而活著？我們的病痛是如何產生的？這是個值得思考的問題。

## 無明之病：知行不合

「知行不合」，就是我們常常出現的明知道該如何，而卻又總是做出相反作為或不作為的現象。如：

吸菸有害健康，這個大家都知道，但那些菸民們仍然與菸共舞，樂此不疲；

過度飲酒也對身體健康帶來眾多危害，每年都會發生很多因為過度飲酒而引起的疾病和其他事端，我們的周圍不乏酗酒者，拍著啤酒肚或捧著酒精肝，卻仍然忍不住頻頻舉杯；

吸毒對人體的危害以及對心靈、家庭等的折磨就更不用多說，然而，仍有很多傾家蕩產來換取毒品的癮君子，其瘋狂程度以及成癮後的痛苦程度都讓我們瞠目結舌；

當然，「知行不合」的現象不止僅僅如上所述我們通常知道的、和所謂的上癮行為及不良嗜好，其實我們日常生活中，到處可見如此現象，如天天喊著要減肥，但依然無法控制嘴饞或放棄運動的美女們，又如明明相愛卻要互相傷害的戀人們……

我們曾幾何時開始有如此喜好：明明知道不可，卻偏偏又要硬犯？這麼做有什麼深層意圖？明明知道的我們又為何痛苦難耐？

我一直很不解：如果真的知道，知道何種作為和不作為是對的、好的、正確的，那麼我們一定可以按正確的方向去執行。無論怎樣，我們一定不會明明知道錯誤有害而去犯錯。然而，我們確實存在諸多「明知而犯」的困擾，我們到底是怎麼了？

知道不可，知道錯誤——但偏偏控制不住「觸犯」。那麼有沒有這種可能：我們的「知道」是「知道」，而「行動」又是「行動」，也就是說它們是兩面，它們各自在運作，如此「知道」和「行動」沒有必然的關聯，「知道」以為的對錯，未必可以是「行動」的指南。「知道者」和「行動者」是兩個不同的個體，如此「知行不合」也很正常。

「我」應該是我一個吧？為何還出現「知道者」和「行動者」兩個呢？

說到底，我們還是不夠了解自己，我們總是以為「我」就是我所知道的自己，然而在我所知道以外還有「我」，它依然會影響我們。

就目前，「知道」對我來講很多時候是一種概念和知識，屬於頭腦，我們非常推崇它，我們的頭腦知道很多很多，我們可以知道世界上幾百種語言的語系分類，發音特點、語法規則，但我們能夠流利說出的語言不過幾種。如此「知道」，很明顯不是「行動者」的「知道」，它是與行動分離的「知道」。是「知行不合」的原因。

頭腦的「知道」是分離的「知道」，它所「知道」以外必定還有很多的不知道，它永遠都無法知道全部；同時頭腦的知道永遠不可能成為真正的知道，真正的知道必須與「行動合一」。

行動是我們是內在最真實最直接的顯現，如果我們認為「知行不合」，那麼我們「知」的必定不是真的，我們的內在必定另有個與「行」相合的意識存在，而那個自以為「知道」的頭腦全然不知，從而帶領我們進入無明的、無意識的循環當中。是的，當我們對自己的所作所為不帶有意識的時候，那些明明知道不可為而又總是去不斷重複的事件就無法杜絕。

帶有意識，即要知道我們自己的內在到底發生了什麼？

其實很多抽煙、飲酒、吸毒、網癮以及沉迷於其他任何東西（如遊戲、暴飲暴食、性等）都屬於上癮行為，而上癮行為其背後往往隱藏著內在的不安，這些不安或是面對真相的焦慮，或是對成功的恐懼，亦或是本能衝動的壓抑等，所有這些原本只是純能量的流動，它只是需要透過正面的發展、前進以及行動來得以展現和釋放，然而，由於我們不了解自己的內在，從而使能量流動產生了堵塞，產生了分流以及撕開了另一種出口，因此外在出現各種藉口，各種退縮，各種消耗精力及分散注意力的事情。

是的，我們在無意中所做的很多種上癮行為就是為了掩蓋我們內心的不安，同時也是為了舒緩自己的內疚。

我們的內在到底在發生什麼？這是我們一生的功課。

我們需要了解自己的內在，我們需要活出內在的意圖。當然這並不容易到達，於是我們時而感到恐懼，時而感到絕望，時而企圖放棄。但我們無論如何應對自己內在的意圖，始終無法逃脫其本意，儘管我們暫時用種種上癮行為麻痺自己，但最終仍需面對自己內在的真相。

內在的真相。說到底仍是認識自己，了解自己存在的意義。

明知道不可為而為之。其實也無所謂不可為。可為之，但需要了解為什麼想去做那些認為不可為的事情？需要了解是誰認為不可為？真相就在其背後。

當我們了解了自己為什麼會有那些行為，而又有誰在責難自己？此時我們必定不會再有明知道不可為而為之的行為或想法。

「明知道不可為而為之」是佛教講的典型的無明狀態。從佛教角度來講，我們日常行為當中的重複行為是無明的，我們持有很多種自動無意識重複的行為，我們常常跌倒在同一個坑裡。

《西藏生死書》有一篇小詩寫到：

我走上街，人行道上有一個深洞，我掉了進去。

我迷失了……我絕望了。

這不是我的錯，費了好大的力氣才爬出來。

我走上同一條街。人行道上有一個深洞，我假裝沒看到，還是掉了進去。

我不能相信我居然會掉在同樣的地方。

但這不是我的錯。還是花了很長的時間才爬出來。

我走上同一條街。人行道上有一個深洞，我看到它在那兒，但還是掉了進去……這是一種習氣。

我的眼睛張開著，我知道我在那兒。

這是我的錯。我立刻爬了出來。

我走上同一條街，人行道上有一個深洞，我繞道而過。

我走上另一條街。

「明知道不可為而為之」是因為我們視而不見、假裝沒看見或者即使見了也都習慣性掉進去的無明行為，多麼希望我們每個人都帶著察覺，從而繞道而行或走上另一條街，從此自己赦免自己。

# 無病之病：情緒來了走了又來了

記得上學的時候，尤其在上大學的時候，每次開學我都會莫名其妙情緒低落，每次都不情願的踏上返校之路。這種返校的「憂鬱」一直跟隨到我畢業。

上班後的幾年也一直有此情緒，每次回家後都不願意再回來，每次收假都會有莫名的失落。

那些年，那種場景下的心情，可以用「整個世界都暗淡無光」來描述。儘管它是一種若有若無的情緒。

如今，也經常聽到周圍朋友和同事的「節後綜合症」、「黑色星期日」的感慨。也許他們說的是類似於我曾經有過的那種情緒吧……

我們都有情緒，有情緒並非不妥，只是來了走了又來了的情緒，它或許有來頭。

回想我曾經的情緒，那是深深的無助、無望和失落。

大學，我語言不通，我孤獨無助的在茫茫人海中不知如何是好。工作，我不敢有任何要求，只要能賺錢養活自己就好。於是「誤入」了自己很長時間都無法接受的行業。我一邊不接受自己的工作，一邊又覺得自己除此以外什麼都不會，我只能在此行業混下去。

是什麼讓眾多上班族產生了「節後綜合症」、「黑色星期日」的感慨？我想應該與對工作和生活的焦慮，以及自我實現有關。如今對很多人來講，學習和工作成為了生存發展的途徑和工具，很多時候我們無法從學習和生活中獲得快樂，內心深處隱藏失落、焦慮。

情緒來了走了又來了，它原本也許只是單純的失落和焦慮，然而它有時也成為一種「習慣」，甚至是一種「資本」。

西西總是帶著笑臉，同時伴隨的還有黑眼圈或是紅眼圈。如果某人問起她怎麼回事，她會坦然回答自己昨晚哭了或者沒有睡好。

她經常莫名哭起來，然後又總是帶著笑容宣稱「我哭了」，或者在部落格、LINE上簽名「今天我又哭了」。

她一直很精明能幹，言談舉止不乏帶著智慧，如果順著她自己所說所悟的那樣去做，我覺得她完全沒必要再哭了。只是，到如今，我依然經常看到她的黑眼圈或紅眼圈。她深陷這種低迷的心理循環當中，她的無意識當中儼然已牢固搭建了這種低迷心理，並持續發作。她無法走出，也不想走出。是，是她不想走出。主動權在於她。每一次她近乎自豪的「我哭了」足以表明她對這種狀態的依戀和不舍。

無獨有偶，芳芳的心情也忽高忽低。她是個心理學愛好者。每次上課前她會列出自己眾多問題，課程中積極投入且大量清理，課程結束時總是發言總結她的收穫是如何如何之多，她心理如何如何舒暢等等，她熱情洋溢的闡述總是感染其他學員並贏得一陣陣熱烈的鼓掌。但到下一次課程或其他老師開課時還會出現她的身影，而每次她說的問題基本上都一樣，無非就是又跟男朋友分了或者吵了，他不太適合她；他不注重她的感受；他太武斷；他太懶；他亂動她的東西了；他不願意陪她逛街；他的控制欲太強；他追求完美等等。與此同時，經過每一次的課程她會自己總結和指出：「武斷的不是他、控制欲強的也不是他，追求完美的更不是他，而都是我自己」。

對她來講上課的成效或者她自己的感悟幾乎是即時的和一次性的，過期無效。她雖然一直在努力做自我成長功課，但未曾到達深處。她總是非常優雅和小資的，獨自一個人坐在星巴克靠街臨窗戶的位置上安靜而悠閒的瀏覽網頁或煲著電話粥，講述著或高或低的情緒感覺，然後再次自己總結一把，字裡行間閃爍著智慧洞見。但這些只是一個概念理解和言語的概括，無法產生療癒。

我們每個人都有個定期爆發的情緒或習性。我們總是被這些情緒和習性操縱著，當它襲來時，我們就會完全認同它，成為它，甚至享受它。是的，享受它，因為很多時候它已經成為了我們的一部分或全部。

科學證明，人的大腦中控制某種情緒或行為的神經叢是透過不斷學習和強化而得以拓展和生長的。舉例說，當我們第一次哭的時候對應的神經被啟動，然後透過第二次、第三次的「哭」而得到不斷的強化和擴展；同樣當我第一次憤怒的時候對應的神經會被啟動，然後透過第二次、第三次而得到強化。如果某種情緒經常發生或得到強化，那麼對應的神經其伸縮或傳遞行為就會變得自動化，甚至還沒發生此類情緒，但按照大腦植物神經叢的記憶或者其對這種情緒發生週期的計算而推算認為應該是發生這個情緒的時候了，於是我們會產生莫名其妙的低迷情緒。

看清楚沒？剛開始的時候我們是情緒的主人，到後來情緒卻成為了我們的主人。多麼可怕。當然，這只是無意識狀態下的結論。如果我們帶著意識之光來照亮所有內在的活動，那麼，情緒是無法主宰我們的。

讓我們來做自己情緒的主人吧！情緒不單單是一種內在感受、外在表現或者釋放，而更重要的是不良情緒對我們的身體健康帶來隱患，就如中醫五行理論所講「怒傷肝、喜傷心、憂傷肺、恐傷腎、思傷脾」等，就是說某種情緒太過度的時候都會傷到我們身體上相應的部位。眾所周知的「范進中舉人」的故事就是典型的「喜傷心」的例子。相反，不同情緒之間還可以是互相克制的，即是五行平衡理論。古人認為任何東西都是「平衡」為上。而現實當中的我們，就連這些情緒是如何產生，如何循環都不知道，更別說五行與情緒的對應、克制、平衡了。

情緒是內在感受的外在表現，它並無好壞對錯之分。但它不是淡淡的、可以忽略的感受，它是一種心裡有所掛礙和不平的表現，它是一種吸引我們觀照的一種狀態。故此我們需要去了解自己的情緒，進而了解自己內在真實的感受。唯有如此，我們才可以依循自己內在的指引去做真實的自己。

情緒可使我們向內看，也可使我們向外表達自己。

向內看，需要看到我們內在的掛礙和不平衡。向外表達，需要表達我們真實的感受。

然而，我們很多時候向內看到的只有情緒本身，向外表達的也只如此。於是我們的情緒成為了神經或生理系統運作過程中自動產生的分泌物，它不再是我們內在感受的外在表現，而是一種畸形、死板和麻木的另類病症。

## 我們的健康　我們的病症

自古以來，人類一直在追求健康長壽甚至長生不老，而所有這些追求主要針對我們的身體：我們追求身體健康，我們追求身體不死。然而，尚無找到長生不老的「靈丹妙藥」，我們卻已經陷入前所未有的精神及心理迷茫的時代，同時已被證實心理狀態直接影響身體健康及壽命。

世界衛生組織對「健康」提出以下定義：「健康不但是身體沒有殘疾，還要有完整的生理、心理狀態和社會適應力。具體來說，健康包括軀體、器官等生理方面的正常發育，也包括認識、情感、意志與人格特徵以及社會適應等心理方面的正常發展。軀體健康和心理健康統一起來，才是完整的健康。」

依據上述標準，世界衛生組織的全球調查結果顯示，真正符合健康定義、達到健康標準的人群只占百分之五，有約百分之二十的人群是需要診治的病人，其餘百分之七十五的人群處於健康和患病之間的一種過渡狀態，稱之為亞健康狀態。

處於「亞健康」狀態的人群以腦力勞動者，中心城市職場人士為主。由於這些人群長期處於精神高度緊張狀態，背負多種壓力，常常透支體力等，故他們多數人出現「心慌、氣短、渾身乏力，但心電圖顯示卻正常；經常疲憊、記憶力下降、頭暈，可血壓並沒有什麼問題；工作效率下降、腰椎和頸椎經常出現不適，但CT、核磁共振等先進的醫療儀器都檢查不出什麼問題」的亞健康狀態。

「亞健康」狀態是典型的精神心理因素為主導引發的健康問題，它雖然沒有被現代醫療儀器檢查出明顯的指標，但確實是眾多「成病」之元兇。

除了以腦力勞動者及城市職場人士為主的「亞健康」狀態以外，我們所有人還共同面臨著更多影響我們健康的問題：

環境汙染問題是全球性的問題，極待我們全人類以理性和長遠目光看待可持續發展。

美國的研究學者聲稱，世界上高達百分之四十的臨床死亡病例是由環境汙染所引起的，這些汙染包括土壤、水源和空氣的汙染，世界衛生組織的報告稱：嚴重的環境汙染和人口過剩等問題一起，對世界上大約三十七億營養不良和疾病易感的人群構成了巨大的威脅。

體力透支，作息紊亂等正在蠶食青壯年健康及壽命。

營養不合理問題也日漸嚴重。膳食高熱量、高脂肪和少體力活動與超重、肥胖、糖尿病和血脂異常的發生密切相關；高鹽飲食與高血壓的患病風險密切相關；飲酒與高血壓和血脂異常的患病危險密切相關。

食源性疾病也十分嚴重。如各種食品汙染，包裝汙染，添加劑，過期產品等等。

按照世界衛生組織的定義，凡是透過攝食而進入人體的病原體使人體患上感染性或中毒性的疾病，統稱為「食源性疾病」。此類病症原由包括微生物汙染造成的食源性病症，環境汙染導致的食品安全問題以及濫用農藥、獸藥造成的食品源頭汙染等。

藥源性病症的升級及變異大有「道高一尺魔高一丈」之勢。抗生素被濫用已經得到了廣泛的注意和制止，但要徹底禁用尚需時日。

微生物學家已經用實驗證明：細菌在接觸抗菌藥物之前，就已存在具有抗藥性的突變株。而抗生素等抗菌藥物的使用，實際上是對細菌做了一次自然選擇，在絕大多數普通細菌被殺死後，原先並不占數量優勢的、具有抗藥性的「超級細菌」存留下來開始大量繁衍，並占據主導地位，使得抗生素使用劑量越來越大，失效的抗生素也越來越多。近年來，越來越多的微生物學家、醫學家開始呼籲：阻止「超級病菌」流行的重要手段，便是立即停止濫用抗生素。

上面列舉眾多我們所面臨的健康問題及引發因由等，其中心理壓力等引發的「亞健康」及體力透支引發的健康問題是顯而易見其為我們自己所創造，而其他，如環境問題、食源性、藥源性、營養失衡、基因工程等引發的病症，我們也許不認為自己對此負有責任，更不會認為自己是上述所有隱患的創造者。

是的，當我們不認識真正的自己，當我們以為自己是孤立的時候，我們是無法理解上述種種隱患其引發的後果以及我們自身之間是有關聯的。而真相是我們所有的人，包括所有的存在都是一體的，相互作用的，我們對世界負有責任，我們對我們所面臨的一切負有全部的責任。

如果我們不把真我找回，那麼身心靈各層次的健康問題是無法停止的：

首先我們不知道各類病症其發生的原因。

引起病症的原因很多。因為我們是個非常宏大且精密的存在。我們不但有物質的身體，我們還存有生物場，包括生物聲、生物電、生物磁、生物波等，這些任何一種的受挫都有可能引發病症，甚至任何一方面的正常發展成長過程也會帶著類似病症的表現。還有遺傳病症、基因印記等等；

其次我們不知道各類疾病發展的規律。

因為在我們在自己有限的知識當中把自己和病毒分開了，我們認為「病毒」或者「細菌」是某種低級的生命狀態。而實際上病毒是帶著「智慧」的，我們以有限的知識和有限的技術來應對它們是無效的。唯有真我的智慧才能達到完美和健全，真我不會與病症構成對立關係，反而可以駕馭和利用。

再次，我們常常找不到正確的方法，常常斷言「不可治」《黃帝內經》裡面有句話說「言不可治者不得其術也」。先人認為任何病症發生的同時，治它的方法同時也已經誕生了。所以，沒有不治之症，只是沒有找到正確的方法而已。

## 最大的迷茫：找不到自己

現在我們多數人的口頭禪是「忙」，「無聊」以及「沒意思」。所謂「忙」的人多數都是城市上班族，他們一天到晚忙得沒完沒了，他們在忙什麼？

小倩說她整天忙得暈頭轉向：

早晨一起床，她洗漱、穿衣然後準時到車站等車，期間可以順便買早餐。

她早晨起床的時間是八點，公司上班時間為九點。她每天不是正好九點就是八點五十九分或九點零一分到公司，在如此精準掐算的過程中她時常著急、混亂。在眾多上班族當中，如小倩般精準無誤與時間賽跑的人很多，但值得一說的是這種精準背後的心情，如果沒有坦然的心情，那麼如此精準常會自尋煩惱。只要稍早個十分鐘，也就可以換來更多從容和輕鬆，但小倩從不願意這麼做；

到公司打開電腦，首先登入LINE，瀏覽一下大家的情況，一晃過了一個小時；接著打幾通業務電話，期間還會夾雜幾個私人電話，同時LINE也會聊著，多數都是無關緊要的事，要不就抱怨車上的擁擠、大廈的電梯、公司老闆的吝嗇、隔壁同事的冷漠等等；接著再討論其他熟人的事情，誰誰買房啦、買車啦、患病了、車禍了、賠錢了、跳槽了等等。

「忙」，小倩她的確很忙，她忙得沒有好好睡覺，沒有好好吃飯、沒有好好談心、沒有好好工作。

忙啊，忙得心都死了。我們從這個「忙」字的構詞可以看出，「忙」就是「心」「亡」，即「心」死了。

原來我們的古人如此有智慧，只有心死的人才會忙。我很認同。

小倩如同我們現代都市人的一個縮影，因為我們做的任何事都缺了一個「心」，所以我們從自己所做所為當中無法感受到「喜悅」或者無法真實經歷它們。

而與忙碌的都市人相反，生活在比較偏遠地方或者基層的很多人都認為日子過得太無聊、太沒意思。他們羨慕著大都市的繁華、嚮往著外面世界的精彩。他們缺的同樣也是一顆「心」，由於「心」的缺席，他們無法享受到寧靜和平常。

對，我們的心是散亂的，茫然的，我們不知道心裡真正想要的是什麼，所以我們度日如年或度年如日，各自製造和填充著各自的生活。

克服「忙」、「無聊」、「沒意思」的良藥就是帶著「心」做事：

我們一定要知道心裡真正想要的是什麼以及熱愛什麼，這樣我們的生活就不會再陷於「忙」、「無聊」、「沒意思」。

知道心裡的熱愛非常重要，關聯到人們的幸福感以及所作所為的品質……

當然，當我們還沒看清楚之前，不能盲目、狹義去定義想要什麼或熱愛什麼。

生活的每個經歷都有意義，我們都應該用心體驗和總結，從而讓自己更清楚看到自己，並最終確定自己的方向。

看清自己和走在自己的路上並不一定讓我們成為成功者（所謂百萬富翁、地位顯赫、有權有勢、名利雙收……），只是此時，我們心裡，對我們所做的一切一定是全力以赴、心甘情願的，如果不是這樣，那麼，我們所做的便不是我們內心所熱愛。

熱愛任何都可以，熱愛財富、權利、名譽、姿色都可以，只要是我們的熱愛，我們就應該沒有恐懼且勇往直前。如果哪天我們發現自己對所追求的開始感到乏味或充滿焦慮，那麼說明這不是我們的熱愛，我們當初可能只是出於某種需求、情結或者一念貪婪而錯誤追求了它而已。

我們的生活之所以充滿諸多煩惱，總是有如此多的不滿、無奈和身不由己，是因為我們的心是殘缺的，是分裂的，我們有太多愛好、太多想法、太多關注、太多追求、太多盲目、太多無知……而實際上我們並沒有找到心。

# 自導自演之痛：自以為的世界

生活中我們每天都會編造故事，編造很多故事。我們大多數情況下看不清真相，而是用自編自導的劇本來解釋事件，進而也會投入表演中。

假設一下：

某天我們在街上碰到一個熟人，我們與這個熟人的關係還不錯，看到他，我們遠遠的打招呼，但他不理睬。

接著會怎麼樣？當然是開始編故事啦！

我們也許會想：

哦，他可能沒看到或沒聽到（但我們心裡又開始低估：不可能，他明明看到了呀！）

我們也許還會想，哦，他怎麼生氣了？難道他知道我說的某某話了（或者他知道我做的某某事了？）

不對呀，我沒得罪他呀，前天我們還好好的呀；

哼，隨便吧，你不理我我也不理你；

……

（當然還有其它的種種假設，就隨便想像一下吧！我們會發現自己天才的編造潛能。）

而事實如何呢？其實事實往往與我們編造的故事相差甚遠：

也許那天他正好沒帶隱形眼睛，根本看不清誰是誰；

也許那天他正思考一些事情，沒注意路上的人事物；

也許、也許，很多種可能……

我們每個人都活在自己的世界裡，世界上有多少人，那麼意味著就有如此數量的世界。在這個層面上來講，世界確實只是個幻想，是我們每個人的幻想。

當然，從表面上看或者一定程度上的共同世界確實是存在的，是我們集體意識共同創造的的結果。透過集體的認同（意識凝結並成為物化現象，需要眾人思想的認同），我們可以創造共同的世界，並從中得到某種程度的歸屬或者得到安全感。我們喜歡偶像崇拜、喜歡從眾，我們更喜歡獲得認同和肯定，基於如此的共同喜好和追求，創造出一個看似堅硬可靠的外在世界對我們來講是易如反掌的事情，它是我們共同尋找慰藉和自我行騙的場域，儘管看似真切存在，但它並非堅硬可靠，因為它的內涵仍需要我們解讀和創造。

我們的思想、我們的想像力，它可以是自由奔放的創造之源，同時也常常是牢不可破的枷鎖。我們常常創造自己的世界並把自己鎖在自己的世界裡。

思想、想像力，是我們作為高等物種的標誌。然而在高度頌揚思想的時候不免讓我們產生一種疑問：到底是我們創造了思想還是思想造就了我們？

每當看到嬰兒總會有發自內心的喜愛。可以感受到他們全然的放鬆和悠然的真實。

嬰兒是人嗎？當然。那麼嬰兒和成人一樣嗎？當然不一樣。最大的區別在於頭腦思維。

嬰兒基本上是沒有頭腦思維的，他們的思維是心智思維，是一種天然的本能，是賴以生存的本能。

對嬰兒來講生存就是一切，他們只需安全有愛的存活環境和維持生命的食物和睡眠，除此以外別無他求，而且面對這樣的生存需求，他們是沒有恐懼和擔憂的。

他們這種原始本能非常符合大自然的本意。大自然創造萬物的同時賦予他們自然延續發展的本能，就如自然萬物的陰陽雄雌彼此吸引和結合的深層意義並非在男歡女愛的片刻，而是在於孕育萬物以及生存延續之需一樣。

嬰兒需要生存下去，但他們不需要勞動、不需要努力，更不需要頭腦思維，他們沒有任何企圖。如此，他們都猶如一朵鮮花，都非常惹人疼愛。然而，嬰兒們會隨著時間的移動，會不斷學會頭腦思維，他們從很多地方、很多方向、很多時間裡被動和主動學到許多頭腦思維。頭腦思維是學來的，一代一代積累和傳遞的陳腐龐雜的「能量」，當人們認同它的時候，它對認同者產生強大的影響力。

如今，我們所處的時代已經進入了一種可怕的思想漩渦當中：那就是貪婪和自私。每一個人都充滿著恐懼，充滿著防禦。

人類的主動、反省本能創造了思想（頭腦思維），而當思想足夠大的時候又反而制約了人類、創造了時代，而且越陷越深。

其實萬物與人類是平等的，它們是和諧、平衡和完美的自然顯現，它們無任何掩飾和獻媚，它們的生命總是如此真實和全然。我們可以嗎？我們人類可以嗎？拋開思想，也許可以的，也許嬰兒可以達到……

「頭腦思維」使我們每個人孤立於自己的世界裡，內在透過自己的模式來「運算」和「推理」，我們始終無法跳出自己的限制。

我們都活在自己的世界裡，甚至都談不上「活著」。是的，如果我們總是以自動的、自以為是的、習慣的、無意識的狀態來行動和思考，那麼我們其實並不是在「活著」，我們頂多是個會呼吸的機器，我們頂多是以時光的尺丈量從生到死的距離而已……

活在自己的世界，就會隨意臆斷，就會盲目定論。而如此臆斷和盲目的後果就是不斷傷害自己，不斷為自己創造病症。

## 人云亦云：我們成為了傀儡

心理暗示有強大的作用力。如果被暗示者相信某種事情是真的，那麼無論我們所見到的實際層面上情況如何，對被暗示者內來講那就是真實的，而且透過內在認同而表現出可見的物理效應。

現實當中也有非常多類似的事情，如下，也許你的身邊就發生過：

有兩個人去醫院檢查身體，他們都有共同的症狀，都需要拍片子，都是初步診斷為「腦瘤」，都需要做進一步檢查良性還是惡性。

檢查結果出來了。

病人甲被告之他得的是惡性腦瘤，活不過一個月。

病人乙被告知他得的是良性腦瘤，切除治療即可。

病人甲拿著確診單癱坐在原地，已經沒有挪步的力氣，然後非常絕望的被家人攙扶回去料理後事。他日漸消瘦消沉，最終非常乖巧的在被「專家」規定的時間內離開了。

而病人乙拿到良性的確診單後歡騰雀躍，立即拿出手機四處通告自己已被「赦免」，同時策劃約定擺宴慶祝。他孩子般開心的笑著，臉色明顯發亮了，皺紋明顯減少了，步伐明顯輕盈了。他的喜悅感染著在場所有人。他回去張羅著擺宴，同時也積極張羅著做手術事宜。手術順利，他已經健康了。

然而諷刺的是，甲乙兩個人的確診單不小心被拿錯了。實際上惡性的是病人乙、良性的是病人甲。僅僅因為拿錯了單子而造成完全不一樣的結果。

從這個事件，可以看出我們內在潛力以及潛意識的力量。

在這裡想說的是，無論是我們的顯意識還是潛意識，為何就如此輕易相信那些外在的標準或結論呢？為何就如此依賴於專家的「判決」呢？

我們內在的力量固然無限強大，但從上述兩個例子可以看出，我們更致命的問題是「我們在自己的世界裡並不是主人」，我們的生命缺少了個主人。

是的，我們更多是把自我當做生命的主人，而自我又是空洞和恐懼的，它需要各種各樣的標準和規範，需要權威，需要依附。所有這些，或是去認同或是被認同，於是它就會得到一種存在感、歸屬感。自我充滿恐懼和防禦，它無時無刻不在尋找認同，而在這種尋找認同過程中它會自動啟動內在潛意識的力量。

潛意識是個純能量，能量本身沒有好壞對錯之分，只要有方向，有出口，它就會湧向那裡。所以，潛意識啟動必須有一個明確積極的指引，不然會對我們生活及生命帶來眾多不必要的障礙和挫折。

專家說牙刷一定要勤換，這種說法必有科學依據，但這種說法的提出更可能是一種商家促進市場消費的手段，商家透過這樣的說法來催眠我們、左右我們，讓我們不斷更換牙刷，換得越多越好。專家一說，大眾馬上呼應。這是個太缺乏主見的年代，類似的事情還有很多很多……

做自己的主人，那就多聽從內在的聲音。不要盲目聽信別人的標準，縱然別人的標準確實被他自己經歷和驗證過，但那也是他自己的，而不是你的或者我的。

我們千萬要記得，世界是千差萬別的，世界上沒有相同的葉子，也沒有相同的人，我們每個人的DNA排列組合都是獨一無二的，再加上每個人所處的環境、行為習慣以及心理狀態等差別，還有更重要的是，生命充滿著無限可能，生命從來沒有既定的模式和框架。

我們現實當中有眾多混亂，如，今天出來一個專家，包治百病。明天又打倒他，說他是個騙子；今天唱誦某某保健品的神奇功能，明天又批判它只是過期麵粉。與此同時也會有一部分人站出來說他自己親身的經歷，列舉眾多發生在自己身上的奇蹟，並且更正說明某某不是騙子或者某某產品不是過期麵粉等。

然而談論這些專家或產品的真假其實不是關鍵的，無論他們是真的還是假的，實際上信不信或接受不接受取決於我們內在的態度。如果我們自己堅定相信，那麼白水也可能治癒癌症。

一直以來，我們很想得到一個外在的標準，一個不變的真理，但這是徒勞的，我們這樣的期待，只會讓我們無助、盲目淪落於生活及生命之流中，永遠也找不到真正有效和不變的「法寶」。因為真正不變、真正有力、真正有效的是我們自己的「真我」意識。

讓我們做自己的主人吧！做自己的主人並不是說什麼也不相信，而是更要堅定相信生活的美好及生命的奇蹟，更要相信自己無限的創造性。

## 我們對自己最親近的身體知道多少

透過普及教育以及透過自己的感受認知，我們都知道自己有發達的四肢和高度活躍的大腦，還有五臟六腑，動脈靜脈、血液循環等，而且也都知道這些功能組織其正常指標，如我們都知道的：

一般成人正常血壓值為高壓九十到一百四十；低壓六十到九十；

一般人的正常心率為一分鐘六十到一百次；

成人的正常腋下體溫三十六℃到三十七℃，早晨略低，下午略高；

常人呼吸次數為一分鐘十六到二十次等等。

還有其他很多種已經得到科學驗證的關於我們身體功能指標的各種資料。

這些資料就是我們生命指標的分類及健康標準。

這些資料無論是我們熟悉的還是不熟悉的，當我們手裡拿到這些指標時，總是喜歡去對照比較，總是喜歡拿這些指標來侃侃而談，要麼就貼標籤給別人，要麼就為自己下結論。儼然我們的生命、我們的身體就是一種既定尺寸內的不同組合物。然而事實並非如此，總有突破標準的例子，因為我們是複雜能動的組合體，我們是不能拿任何標準來定義的。經過嚴格科學驗證的正常值雖然具有普遍代表性，但始終不是絕對的，始終都有例外。這些例外就是我們生命的奧祕所在，潛能所在。

我們對自己的內在，甚至對朝夕相處的身體，都太陌生了。難道不是嗎？請花些時間關照關照自己身體吧！關照一下自己身體的感受，自己身體每個部位的表現。這裡所謂觀照並不是那種「病態式」自愛，稍微碰撞就臥床休息或者一有小感冒小咳嗽就跑醫院吃藥輸液，而是應該看看自己內在的感受或者問問這些症狀到底在向我們預示著什麼？我們內在發生了什麼？

先人早就知道人體脈輪、經絡及穴位等，並廣泛應用於保健及治療當中。但是由於先人的發現（如中醫理論）到近現代後受到了嚴重挫折，使得我們錯失了很多認識和了解自己的機緣，甚至產生「只要沒看到、沒摸到的就不是真實存在」的認知，這些我們可以從當初西方醫學「科學驗證派」對中醫經絡曾經的否定和攻擊就可以看到。

事實勝於雄辯。當太陽被烏雲擋住的時候，或者黑夜來臨的時候，我們是看不到太陽的，這時我們總不能否認或懷疑太陽的存在吧？

不要以為沒有看到就否定某種真實的存在，一味排斥只會把自己鎖在真相之外。當然，放下自己偏見的同時，也要預防盲目的隨從或自我幻想的膨脹。

大自然創造了人類，它無私給予每個兒女同樣的財富，那就是人體每個相對獨立部位的資訊，例如臉部、雙手、雙腳、耳朵、脊椎和背部、腹部等，我們身上的這些部位就是一個天然的「醫學寶庫」。這個寶庫裡面的東西太多，需要我們去開發、利用，一旦開發、利用，人們對健康就可以擁有主動權。

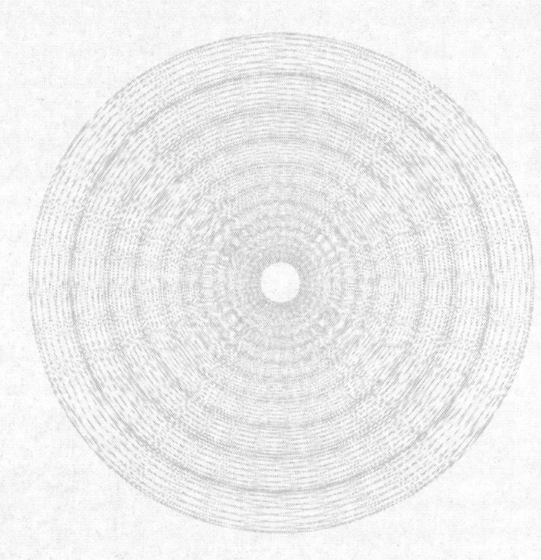

# 第二章

# 我們與病症的深度連結

我是誰？這是古老而未有答案的話題。從我們大部分人的認知理解來看：「我」包括我的身體、我的情緒、我的頭腦、我的理想、我的靈魂、我的身份、我的名字、我的角色、我的歸屬、我所擁有以及其他可以想到的種種，這些就是「我」或者歸「我」所屬。那麼，這是否正確？是否全面？

從某種角度和層次看，我覺得這些可以是正確、全面的，但忽略了「我」的深層本質，即「存在」和「無限」。

「我」並不局限於我們能想到的、看到的、感受到的有形或無形的某種東西，而是一種存在的狀態，是一種無限可能的狀態。基於這樣的本質，當我們有意或無意局限自己，扭曲自己，丟失自己，忘記自己的時候，便已是「畸形」，從而在身心靈各方面引發病症。病症是警鐘，調節器，安慰劑，抑或是自我欺騙的工具……

我們主導著病症的發生，我們就是幕後黑手。

# 我們是病症的創造者

有一個朋友非常折磨我。她在日本，每次回來或家人前來，她都會拜託我接送、買票等。

我一點都不怕累不怕麻煩，只是有些事情不是努力就能左右，比如過年買票。

有一年她老公要回來，她拜託我買票。

臘月二十九，飛機將在下午五點降落機場，加上前往市區的車程時間，我需買七點半以後的票。想想第二天是三十，大家都要趕車。

我提前十天，第一時間去排隊，排好幾個小時的隊，不停換售票點詢問，不停打電話給服務台，不停緊盯網上發布的轉讓資訊。直到最後一天尚無果。

期間我朋友時常打電話詢問進展，然後非常感嘆且不可置信（我的感覺）的說些「啊！那麼緊張啊？都提前了這麼多天也沒有啊？難道沒有其它車？……」

我心裡很鬱悶：一是她老公回來時間的選擇使我只能考慮這班車，就連計程車都要休息；二是我必須幫她老公買到票，不然人家大老遠回來，卻在車站過除夕，這太不人性了；三是她對買票狀況不理解，使我顯得好像不夠努力或不夠盡力。我痛苦，我備受折磨。我病倒了。

最後那天，我仍在不停想辦法。就在一次刷新網頁時，我發現了剛剛發布的新轉讓資訊。我趕緊打電話，對方告知剛已轉讓出去，已答應給別人了。就在那一刻我不爭氣的哭了，說不出話來，掛了。然而對方又打回來，說「別哭，我跟那個人商量了一下，他可以考慮搭車，可以把這個票讓給你……」。終於搞定。

上述只是個某一次的經歷，之前和之後也發生過多次。我為她一家人來往於日本和她老家幾乎嘔心瀝血。

就在去年八月初，她又要回來，帶著她兩個年幼的兒子、媽媽和老公，一隊人馬，也是提前了九天打電話要我買票。

我想現在又不是什麼高峰期，應該沒問題。結果遭遇雷同，我沒買到她所期望的最佳車次。

如果是往常，我一定會感到內疚；我讓她失望了；我一定會萬般解釋；我真的努力了，我真的真的想了所有辦法；我一定會感到委屈失望；她怎麼就看不到我的辛苦付出呢……

痛苦。我的痛苦來源於「取悅、滿足」別人，獲得肯定的動機；當無法如願「取悅、滿足」時，進而想去證明自己已盡力，希望被理解的努力；以及，對付出能有所回報（無論是物質的還是精神的）的期待……

我終於明白折磨我的不是她，而是我自己。我放下自己的動機、努力和期待。我不再受煎熬。

當我們總想表現更好，總想讓他人完全理解、接受和肯定我們所做一切的時候，我們就會產生不必要的痛苦。我們之所以痛苦，不是因為事件本身帶給我們痛苦，而是我們對自己所做事情的結果以及與事情關聯的其他人給予了期待。

其實，放下期待也就等於放下了失落，放下了痛苦。這樣，我們可以免除很多自己親手創造的病症。

我們是病症的創造者。我們創造的病痛不僅僅只來源於如上所述：內在動機、扭曲的努力和心存期待，上述只是個舉例，只是管中窺豹。其實，我們有很多種創造病症的理由、能力以及錯誤的感知。

所謂病痛，病症能夠在物理層面帶給我們的只有「痛」，然而我們往往把病症和痛苦畫上等號。我們經歷病症的「痛」，更緊緊抓住「苦」不放。「苦」的是誰呢？身體還是心靈、意識、念頭？很明顯「苦」不在身體上，不是「病症」帶來的。

病症的「痛」是直接經歷的「痛」，它不是最「痛」，而我們對病症的態度、對病症的恐懼，那才是更「痛」，超越身體的「痛」，是一種被創造出來的「痛」，謂日「苦」。而有意思的是「苦」往往進而再次創造病症。

記得幾年前，我經常因為坐車擁擠而被踩了腳或者被扯了頭髮。那個被踩或者被扯的疼痛會發生在瞬間，會讓我毫無準備。當我知道發生這件事情的時候它通常已經成為過去式。

但接著我會產生憤怒，我會責備和怨恨那個踩我腳，扯我頭髮的人，我會瞪他或推他一把，甚至有時會喊出來不滿，但對方好像根本就不知道發生了什麼事情……無論怎麼樣，這時我心裡燒著憤怒之火，我可能會時不時怒眼瞪著那個滿臉無辜的人。

事情已經過了，但在我們的心理它還在繼續著，如果事態再嚴重些，可能為此打一次架，然後氣沖沖到公司，接著發錯傳真、多寫了個零、被老闆數落，回家踢狗出氣，狗逃跑的時候撞壞了老公收藏的瓷器，我們雖然感到內疚，但心裡的委屈和倒楣感越發嚴重，沒有好氣，於是繼而與老公吵架……這一連串的事情，難道是必然的嗎？難道我們很無辜嗎？

後來我以旁觀者的角度也經歷過這樣的事情：同樣也是被踩了、被扯了或者被推了。然而那個「肇事者」不知道到底發生了什麼事情，而被踩了的人滿臉怒火，久久不能放下……

與我曾經的表現和反應如出一轍。我發現我們是如何拿別人的「錯誤」來懲罰自己。我們如此咬牙切齒，耿耿於懷，我們緊抓痛苦不放。

我們是病症的創造者，不管我們願不願意接受，但幾乎所有病症的發生都有其內在的種子。

## 我不是「我」，我不知不覺設定「病症標籤」

「我」比我們想像得大很多。

首先，「我」不只是我們認同的那些生活碎片。

有句話叫「人人有本難念的經」。的確，人生總有缺憾，或多或少總有些不完美，比如身體生病、心靈受挫、事業不順、家庭不和、先天不足等等，而每每這種情況下那些疼痛、煩惱、失落、憤怒、卑微等就會占據我們，我們會對其產生認同，我們會把自己當作「病人」、「笨蛋」、「倒楣蛋」、「失敗者」……繼而還會全身心投入疼痛和狂亂中。

然而，我們退後一步想想，哪怕放寬一點想想，我們會發現自己如此狹隘和片面：

「我笨」只是某個方面。我不會畫畫，但我唱歌很好聽；我不擅長數學，但我文筆很好；我長得不夠漂亮，但我性格很好；

「我很倒楣」，這只是暫時的，我在倒楣之前還很幸運，前些日子剛中了彩券；剛受到了表揚；我以前辦事很順利；明天又要去簽新的合約了；

我身體不太好，容易感冒，但一般情況下吃一兩次藥就會恢復甚至不吃藥也自然好；我身體指標都很正常，沒什麼大問題……

小E是個熱情善良的女孩，但她一直認為自己很倒楣，當她說出自己倒楣的事情時會滔滔不絕，如數家珍，比如：

剛到車站時開走了一輛車，跑得累死累活還是沒趕上；好不容易又來了一趟並擠上車卻被人踩了腳；路上不是車壞了就是丟了錢，最終還導致她遲到；本來已經發出去的合約，發現陰差陽錯和其他文件裝錯了（原因並不是因為她粗心）；已經穩定入春，剛一換下羽絨服卻正好趕上天氣突變，又感冒了；總之她的生活中會有說不完的「倒楣」。

那麼她的生活僅僅就這些嗎？她所有的這些都是一刻接著一刻的、不間斷發生嗎？

這就是她生活的全部嗎？當然不是，實際上她晚上睡眠很好；從她家到車站很近；她坐的路線從來都不塞車；她的客戶總是很友善；感冒了大家都很關心。

她有很多幸運和值得高興的事情，然而她的關注點只聚焦在那些她所謂的「倒楣」事情上，她緊緊抓著「倒楣」不放，「倒楣」已經過去了她還念念不忘，她不斷重複感受和重複描述。她認同自己為「倒楣者」，她只認識「倒楣」的自己，其他「倒楣」以外的，幸運的、幸福的「自己」，她都不認識。她活在自己認同的世界裡。

生活原本是動態和多變的，而我們總是認同和抓住生活中一些消極的經歷和感受來定義「我」，以偶然暫時的狀態來替代常態和全面。我們很多時候非常狹隘片面，我們只認得一部分的自己。

其次，「我」並不會因為我們拒絕看到而變得「不存在」

「我」只是個純然的存在，而我們以自己的標準對其做「好」和「不好」的分類，我們排斥和拒絕「我」的「不好」，儘管如此，那些「不好」並非我們拒絕接受而變得不存在，相反會以更多面向存在下去，並且會削弱我們的力量。如果我們一直拒絕接受它，那麼我們永遠都無法認識和改變它。

就像一顆蛀了一半的智齒，當它腐爛的神經開始發作時，我們暗下決心要把它拔除，而陣痛過後，因為聽著朋友講述拔牙時的揪心疼痛，想起牙醫拿著鑷子在你撐開的嘴巴裡起起落落、血肉模糊的場景，我們會把決心重新收起，告訴自己：它以後很有可能不再痛了。就這樣，那個「怕痛的我」不斷拒絕和忽視「有痛的我」，甚至自我欺騙說「它已經不存在」了。然而無論我們如何拒絕看到以及忘掉，那個「痛」還在，那半顆蛀牙還在……如此，我們盲目和無知的拒絕而「丟掉」了很多的「我」。

小Z的身段和長相無論從哪個角度評價都近乎完美，但她總是憂心忡忡：她覺得自己雙腿不夠直不夠細，她每天都會像苦行僧般堅持鍛煉。記得有一次我幫她拍照，她看完後悶悶不樂，我很疑惑，問其原因，她說照片上顯示她小腿間有縫隙。天啊，她不說我都沒看出來，即使她說了我看得也很吃力。

除了雙腿，她對自己的「臉」也有很多不滿，她做過很多次整容手術，剛開始紋眉、後來抽脂，再後來隆鼻，現在還計畫著墊下巴……總之，她的世界裡有很多不完美。

相反，另外一個朋友，總是把自己當作「救世主」和「聖人」，他會把所有事情都包攬過來，如果他沒做好就會自責內疚，耿耿於懷。還有，當他發現自己有些行為不符合「聖人」標準時，他會無地自容並全面批判否定自己。

嚮往美好是人的本性，每個人都希望自己外表靚麗、內在光明，希望獲得更多讚美和尊重，因為有如此本能的、向上的願望，所以人們時常產生對自己的批判及不接受，由此產生眾多煩惱。而實際上那些「好」的和「不好」的，都是我們自己，如果非要拒絕「不好」，那麼，我們要麼是在欺騙自己，要麼是在壓抑自己或者麻木自己。

當我們拒絕接受「我」的一部分時，被拒絕的部分，會如同小孩子般搗蛋，它會想盡辦法吸引我們注意，更糟糕的是，如果它要被我們看到的需求很大，而我們仍然繼續拒絕的話，它甚至會啟動毀滅計畫……

再次，我們並不了解「我」的內在活動

人格結構含有本我、自我和超我：「本我」是我們原始的無意識本能，特別是性本能組成的能量系統，包括人的各種生理需要。它尋求直接的滿足，而不顧社會現實是否有實現的可能，遵循快樂原則。「超我」位於人格結構的最高層次，由社會規範、倫理道德、價值觀念內化而來，是個體社會化的結果；它遵循道德原則，是道德化了的自我，有抑制本我衝動、監控自我以及追求完善境界的作用。「自我」位於人格結構的中間層次，是在本我的衝動與實現本我的環境條件之間的衝突中逐漸發展起來的。它在本我和超我之間調節，一方面要盡量滿足本我的要求，另一方面又受制於超我的約束。它遵循的是現實性的原則。

這些心理學理論已經被提出、研究了很多年，大家都不陌生，然而僅僅字面上知道或頭腦裡記得還遠遠不夠，實際上，我們很多人還是不知道本我、自我、超我之間的互動規律，甚至它們當中任何一個運作規律都不清楚。就以「自我」來舉例：「自我」有很多面向，「自我」是個很多信念模式的集合，所以人總是活在矛盾掙扎當中。「自我」非常狡猾，「自我」需要不斷證明自己的存在。「自我」多數情況下以負面來證明自己，如依賴、苦惱、病痛等等，這些對「自我」來講是非常好的「養分」，透過這些，「自我」可以吸引關注和關懷，如很多的錢、很多的性、很多的愛好、很高的地位等，這些也能帶給「自我」深刻的存在感。「自我」需要不斷被刺激和關注，而「自我」對刺激的敏感度是遞減的，到了一定程度之後它就不再有興奮和滿足，它便重新找樂。

關注內心，我們很容易看見「自我」的眾多把戲。如此類推，經由掌握本我、自我以及超我的運作規律，我們可以啟動內在無限潛能，而治癒能力只是無限潛能當中的一部分而已。

最後，我們上面談論的只是在我們認同、接受以及可掌握層面存在的對「我」的探索，實際上我們還可以再進一步深化，如：我們說「我」是如何如何的時候，是誰在思考和研究這個問題呢？當我們想看那背後的「誰」的時候，又有「誰」在想這個問題呢？

這看似是個無盡的問題，沒有答案，儘管如此，我們還是應該知道這些問題一直存在，只有這樣才可以開放自己並創造認識自己的可能。

# 我們創造病症的不同來源

我們——「人」有身、心、靈三個層次的構成。雖然不同的研究體系對「人」的構成方面有不同的用詞，但基本意思都差不多：

中醫對「人」構成的解釋是精、氣、神。

精是構成人體、維持人體生命活動的物質基礎。對應的是「身」；

氣是生命活動的原動力。氣有兩個含義，既是運行於體內微小難見的物質，又是人體各臟腑器官活動的能力。對應的是「心」；

神是精神、意志、知覺、運動等一切生命活動的最高統帥。它包括魂、魄、意、志、思、慮、智等活動，透過這些活動能夠展現人的健康情況。對應的是「靈」。

另有一種比較流行的說法是「世界由物質、能量、資訊三大要素構成」。也可以引用到「人」的構成解釋上：

物質是直接的存在，我們看得見摸得著或能夠測量的存在。對應「身」；

能量是一切物質運動的動力。對應「心」；

資訊是物質及其運動的存在方式和根本屬性。對應「靈」。

哈佛大學教授把物質、能量和資訊三者的關係描述為：沒有物質，什麼東西也不存在。沒有能量，什麼事情也不會發生。沒有資訊，什麼事物也沒有意義。

還有，修行角度的一些層次劃分也非常吻合身心靈的劃分。如果我們想達到圓滿的狀態，那麼自己的各層面就需要有不同的修為。

佛教對身心靈修為方面的準則及目的為「佛法僧」：

「僧」對應身體的修為，應淨而不染；

「法」對應心的修為，應正而不邪；

「佛」對應靈的修為，應覺而不迷。

道教對身心靈修為方面的準則則是「道法術」：

「術」對應身體的修為，透過身體的特殊姿勢及以特定順序的一整套運動來實現健身目的。「術」在具體技巧，技術層面做文章；

「法」對應心的修為，是一套規則體系，它不局限於具體姿勢或順序；只要符合規則，就可以不拘泥於細節和具體表象；

「道」對應靈的修為，主要講自然，透過了解和掌握宇宙運行的自然韻律，我們可以達到圓滿的狀態。我們實際上原本就圓滿。

我們不同的構成部分有不同的功能劃分和運作規律，當其中任何部分的正常功能受挫或者運作規律被破壞時就會出現「病症」。

從圓滿修為的角度看，身體要「淨」，我們應該呼吸乾淨的空氣、喝乾淨的水、吃乾淨的食品，生活要簡單，兩性關係要節制而乾淨。如果違背這些，我們就會生病。

身體需要「坐有坐姿、站有站相」，講究具體「技巧」，如果我們以不良姿勢或習慣來運用身體，那麼病症會蠶食我們的健康。

「心理」層次的功能劃分和運作需要符合「氣」的特性，能量的特性。

為生命活動提供原動力是「心」的功能劃分和運作目的。

我們很多時候不傾聽心聲，而失去生命活動的原動力。失去生命活動原動力的人，必定是病人，甚至是「活死人」。

與生命活動原動力連接，需要心的「正而不邪」。所謂「正」就是要懂得規則體系。

違背內心的行為會讓我們不痛快、違背規則體系的邪念會招惹病症；

「靈」的功能劃分和運作需要符合「神」的特性，資訊的特性。統帥精神、意志、知覺、運動等一切生命活動是「靈」的功能劃分和運作目的。

靈是神，是資訊，具有高度的滲透性和徹底的本質性，如果我們愚昧混沌，不懂得真相，不懂得自然規律，那麼我們就遭受「靈」層次的病痛，如靈性的痛苦、探索真相途中的痛苦、還有不小心走入了歧途，把假當真而產生混沌的病症。

免除「靈」層次的病症，需要我們「覺而不迷」。

所謂「覺而不迷」就是要懂得根本規律，自然韻律。

上述是針對「人」，針對萬物構成層面的分析以及不同層次出現病症的基本規律。但這不是全部，還有一個更重要的創造病症的來源和環節。那就是「我」——「意識」。

意識是世界存在的背景。

井底之蛙一直在井底生活著，牠從來沒有想過大海，從來沒有想過除了這個井，外面還有世界。我們的意識所觸及範圍就是我們的世界。

不論我們原本的構成是如何，如果我們意識不到它，那我們各結構層次的功能劃分和運作規律就會處於黑暗當中，而我們很多的病症是就是缺乏意識的照亮而形成或循環的。

# 病症由我們「意識聚焦」歡迎而來

只有當我們把病症當作病症時它才成為病症。

其實，任何事件發生在我們身上，前提是我們必須對它有認知，我們讓它成為它。如果我們被告知去找某一個我們從未聽過、知曉的東西，那麼，我們會怎麼找呢？我們是否能夠找到呢？是的，如果我們對這個東西無任何的概念，那麼縱然它在我們眼前，我們也無法看見、無法認出。

當年哥倫布的船隊到達美洲大陸時，當地人就是看不見龐大的船隊，因為他們沒有船的概念。後經巫師的點撥之後開始有幾個人看到了船，後來越來越多人看到了船，最後沒經過巫師點撥的人也都看見了船。

我略懂多種語言，對它們有所認知，於是我有了如下的發現：當廣播或電視上說著我有所認知的語言時，雖然我不太清楚說的是什麼內容，但我可以分辨出正在說的是哪種語言。如果說的不是我懂的語言，那麼我就無從分辨，對我來講其他幾百種語言都無任何區別，因為我對它們沒有任何概念和認知。

這是個很有趣的現象，就是我們能夠認識的東西必須先在我們的意識當中被認知。

這樣的認知，只要在我們的意識中出現一次，以後就會越來越容易被認出和發現。

所以，我們一定要先對病症有過一些認知，即使病症確實客觀的存在和表現出現來了，但如果我們對它毫無認知，那麼它就不是病症。

這個「東西」（病症）出現了，但我們從沒遇見過它，我們照樣過著我們的日子（儘管身體方面可能有些不適），這樣會發生什麼？也許我們會莫名其妙死去（其實不是莫名其妙，而是我們根本就不知道有種所謂「病症」的東西存在，並且是它吞噬了我們的生命），也有可能自然就好了。

動物從來都不需要看病，不需要醫院。牠們的認知裡沒有病症，儘管牠們的世界裡發生著我們人類命名和認知的疾病，但對動物來講那不是「病症」，那只是生命過程中的一朵花，甚至什麼都不算，管他是什麼呢，來了就去經歷，於是，動物們或是透過本能找到「解藥」，獲得治癒；又或者讓「病症」自然癒合。

疾病最初成為病症是因為我們認出了它，我們允許它成為病症，而且越來越常從自己的身體、從人類的族群中發現它們。

哦，難道我們可以掩耳盜鈴，欺騙自己說這不是病症，我不認識它……如此，病症就不是病症了嗎？

不是，我想說的並非這種簡單說服自己或假裝看不見的行為和態度，而是一種真正的「無認知」。可惜這種可能性已經不存在了，我們已經擁有了太多關於病症的認知，我們的意識中彌漫著種類繁多的病症資訊。

最初，人類認出病症，並讓它成為病症，也許只是為了探索更多內在的奧祕，也許只是嘗試窺探死亡的緣由。但事到如今，我們已經不是以探索和拓展的精神來允許病症成為病症，而是以鋪天蓋地的藥物廣告、充滿「仁愛善意」的健康提示來不斷向我們的意識傳遞已知和未知的眾多病症，病症還未過來敲門，我們已經開門等候著。

但凡某種病症流行的時候，一定有一部分人，甚至大部分人是因自己對病症的認知和想像而病倒的：他們只是聽說病症有如何如何的表現方式、傳染性如何如何厲害，然後很快就會感到自己渾身不自在，很快就會表現出相應的症狀。

我們的認知和態度，對病症的發生以及它在我們身上的表現有直接的影響。我們可以透過調整內在狀態而決定病症是否要成為病症。

記得有兩個朋友，他們當中一個非常害怕蛇，另一個讓蛇非常害怕他。

怕蛇的那位，平時見到繩子就以為是蛇，他敏銳觀察著四周，唯恐從某個角落忽然竄出條蛇，然而他卻經常遇到蛇，甚至有一次他被蛇「追」了一路；

另一個不怕蛇的朋友，他總是無憂無慮在草堆裡打滾，如果他遇到蛇，蛇反而不敢動彈，乖乖被他擺弄。

這不是神話故事，是我身邊發生的真事，也許你的身邊也發生過。

同樣，一個非常怕狗的人，也容易被狗追或咬。而不怕狗的人基本上不會發生這樣的事件。

這種現象，可以從我們看不見但可以測量到的微觀角度來解釋：萬物，無論是有形還是無形的、無論是物質的還是意識的，都是以一種「波」的形式存在，當遇到相同頻率或者某種可滲透的其他「波」的時候，它們會產生共振或者互換資訊。我們的心情或意念也是以這種形式存在和傳達著自己，於是就出現上述例舉的情況。

心理學家說，一般人的頭腦受反效果定律支配，我們會撞上那個我們盡力避免的東西，因為我們所害怕的事會變成我們意識的焦點。

病症也不例外，它一直存在，一直游走於人群當中，但它沒有自己「開路」入侵的能力。只有我們將意念聚焦於病症，與病症波產生共振的時候病症才有可能被我們的身心靈捕捉並體驗。病症的發生，必須經過我們的「允許」，無論我們是有意還是無意的。

還有另一種病症的發生，那不是我們無意識或無知的允許，而絕對是主動的選擇——我們很多時候控制不住自己的貪婪和眼前的享樂而欣然犧牲未來，允許病症的發生。

## 我們賦予病症獨立存在空間

曾經有一個完美王國，王國裡面的每個人都充滿著喜悅，彼此之間情同手足，與天地融為一體。

然而有一天，王國裡面的一位少年犯了錯誤，情同手足的人們忽然感到羞辱和憤怒。他們認為是這位少年玷汙了他們的完美，於是大家決定把少年趕出國度。

少年傷心的哭了，但無論他如何祈求，如何解釋他的行為，大家都不願意聽下去，最後少年無奈離開了國度，並且到外面另立了自己的王國。

由於王國裡面的民眾為了保持國度的完美，開始強化監督，開始彼此猜忌，沒有了曾經的親密，越來越多的人彷徨與恐懼，心裡的非分之想也就越來越多，最後出現了很多罪犯，他們或被關押在監牢裡，或與第一個少年一樣另立門戶。於是相互之間的分離和對立越來越大，相互之間的了解越來越少，不必要的衝突越來越多。

疾病與我們的關係就如同犯了錯誤的少年及熱愛完美的國民。如果我們以包容之心看待它，那麼它仍然是我們的一部分。如果我們以排斥和對立的態度處理它，它必定另立門戶。是我們給它獨立存在的空間，是我們讓它處在了與我們對立的位置上。其實這樣做的時候我們已經放棄了解病症的線索。

只有我們把病症當作對手的時候，它才成為對手。它才會在被封閉的黑暗環境中打造自己的王國。而這種獨立王國的存在會帶給我們很多混亂。

印度聖雄甘地，以寬恕仁愛之力量，以非暴力手段使印度獲得獨立解放。他說：「既然沒有任何個人或團體可以徹底了解真理，那就不應該以暴力手段強迫別人改變不同的看法。暴力不可能終結不義，只能帶來暴力循環。」

歷史發展到現在，我們人類幾乎在任何方向的發展都遇到了「暴力循環」。我們總是喜歡分離和對立。所以我們處處樹敵。

停止暴力循環，這個道理同樣可以運用到對病症的態度和處理方面。任何病症的發生首先在我們內在會有一個易感區或者薄弱點，也就是說，病症發生的最初基礎必定在我們身上，我們與病症是一體的。我們應以溫柔之心關注它，關心它，並且以積極肯定的意念引導它，這個時候它還在我們裡面，它仍然與我們一體，我們對它擁有主動權並且擁有真實感受。然而當我們把病症當作萬惡之首，與其勢不兩立的時候，病症會逼不得已而與我們分離，它將另立門戶，它將變成與我們分離的另一個獨立存在。這個時候我們就會失去對病症的控制力，甚至也無法真正認識它。是我們親自把它獨立出去，賦予它獨立存在的空間。

被譽為「貧民窟的聖人」德蕾莎說：「我從不參加反戰集會，假如你舉行宣導和平的聚會，請邀請我。」

無論德蕾莎還是聖雄甘地，他們一直強調以積極向善的行為和意念來吸引另外一種積極向善——和平。他們認為我們與其關注我們不想要的，不如全身心去做我們想要的，這樣的行為和意念擁有不可思議的力量。

我們都不願意得病，但為了不想得病，為了降低得病帶給我們的損失而整天研究吃什麼能防什麼，得什麼病可以獲得多少的保險等這些走在疾病前的意識、這些為病症到來積極準備的行為，遠不如相信自己健康快樂並以健康快樂的心態去活更有意義。

# 抗拒病症，助其強大

頭腦喜歡標準，喜歡正確。於是我們就會朝著理想的方向努力，而在努力的過程中會產生很多衝突，最終總是事與願違。

很多小問題，甚至不是問題的問題，因為我們的極力抗拒而變成大問題並越發嚴重：

有個小孩，剛開始有些口吃。

父親為了修正孩子的口吃，每次孩子開口說話時總是緊張看著，時刻準備提醒。然而父親越緊張，孩子也跟著越緊張。

父親忍不住了，「我我我我，我什麼，慢點說……」孩子更不會說了，不但開頭時「我我我」，表達過程中也不斷結巴。

眼看兒子越來越結巴，父親憤怒，不知從何時起，開始動用武力。只要孩子結巴，父親會毫不客氣扇孩子嘴巴，說要留給孩子深刻的記憶，免得總是健忘。

結果呢，孩子的結巴沒有得到改善，反而一聽到父親的名字或者父親走過來的腳步聲就會開始結巴，並且多了個毛病，只要開始說話，就會無意識往後退幾步。

頭腦以為自己能夠以理性來說服和擺脫那些內在的、不堪入目的、不符合大眾標準的、影響完美形象的所思所想所做。但它的努力是徒勞的，甚至會火上澆油。

一個農夫正要出門的時候來了個朋友。

農夫：「我已經答應要去看其他朋友，改變預約很困難，這樣吧，你在我家等著我，我會很快回來」

朋友：「不要，我跟你一起去吧！只是我的衣服很髒，要不你借我一件乾淨的衣服吧！」

農夫覺得這個主意很好，於是找了件衣服——是他從未穿過的、一直珍藏的，非常華麗的外套和頭巾。

當他的朋友換上衣服出現在農夫面前時，他有點驚訝，他的朋友看起來向國王一樣，相比之下他卻像個僕人，他心裡有些後悔，甚至開始自卑。他在內心極力說服自己「只是件衣服而已，送給他都可以，我不在乎；他並沒有比我高貴」，他試著心裡只想著自己如何大度、如何自信，但他越是用理智告訴自己，那件外套和頭巾就越占據他的頭腦。

他們兩個人走在一起，行人看他的朋友，而沒有注意到他。他開始覺得沮喪，他表面上與他的朋友聊天，但是內心想的只有衣服。

他們到達要拜訪的朋友家，他介紹他的朋友說：「這是我的朋友，年輕時的朋友，他是一個很可愛的人。」突然間他迸出一句話說：「他穿的衣服是我的。」

他的朋友嚇了一跳，主人也嚇了一跳，他自己也意識到這句話不該說，但是已經太晚了，他懊悔自己的失言，內心暗自責備。

走出那個朋友家的時候，他向他的朋友道歉。

他的朋友說：「我得走了，你怎麼可以說出這樣的話」

他說：「請原諒我，那句話是怎麼講出來的我自己也不清楚。」但是他知道得很清楚，那個思想是由他腦海中浮現出來的。

他們又出發去另一個朋友家，當他們走到門口的時候，他已經決定不要說那些衣服是他的。

處於內在衝突的狀態下，農夫進入了朋友家，他小心翼翼開始說：「他是我的朋友。」但是他意識到沒有人在注意他，每一個人都以敬畏的眼光著看他的朋友和他朋友的衣服。

突然間有一個強烈的念頭在他腦海中升起：「那是我的衣服！我的頭巾！」但是他

再度提醒自己不要談關於衣服的事，他已經下定決心，「不論貧富，每一個人都有某種衣服，不是這種，就是那種，那是不重要的。」他對自己解釋，但是衣服就像鐘擺一樣，在他的眼睛面前來來回回擺蕩著。

於是他重新再介紹：「他是我的朋友，一個年輕時的朋友，是一位很棒的紳士。至於那些衣服？那是他的，不是我的。」

那些人都感到驚訝，他們以前從來沒有聽過這樣的介紹：「那些衣服是他的，不是我的。」

等到他們離去之後。他再度向他的朋友致十二萬分的歉意，他承認這是一項重大的失言，現在他對於什麼要做，什麼不要做，感到很混亂，他說：「衣服以前從來沒有像現在這樣抓著過我，老天爺啊？我到底怎麼了？」

他的朋友十分氣憤，說不願意再跟他繼續走了，農夫抓住他的手說「請你不要這樣，請你不要以這麼壞的態度來對待朋友，我會感到終生遺憾的，我發誓不再提有關衣服的事，用我全部的心，我對神發誓，將不再提起有關衣服的事。」

接下來他們進入了第三個朋友的家，農夫嚴格克制住自己，不提有關衣服的事。

農夫全身冒汗，簡直精疲力竭，他的朋友也很擔心。

農夫被焦慮凍僵了，他緩慢、小心的說出每一句介紹；「來見見我的朋友。他是我的一個老朋友，是一個很好的朋友」

他猶豫了片刻，感受到內在的一股壓力，他知道他敵不過這一股壓力，就大聲脫口說出：「那些衣服？對不起，我不說，因為我已經發誓不再提起那些衣服了。」

我們把病症比喻成打過來的力量，把我們的抗拒比喻成對應過去的力量：當疾病以十單位的力量打過來的時候，如果我們也以十單位的力量迎過去，那麼就會陷入一種持續存在的狀態。

如果我們的力量小於十，但還是有一定的抗拒，那麼起初我們會病倒。如果疾病的力量不至於讓我們死去，那麼經過一段病痛後，其力量逐漸消弱，一直消弱到與我們所持有的抗拒力量相等為止，從而又進入持續存在的狀態。

如果我們的力量大於十，那麼病症會被我們打到，症狀會暫時消失。是的，是暫時。因為病症是一種能量，它不會無緣無故消失，它必須得到釋放。如果我們的力量超過了病症，那麼它會暫時隱藏起來，蓄勢待發。到下次發作時，疾病的力度也許會超過十，甚至達到一百。只要我們與病症交鋒，那麼最後的結果只會是不斷強化病症，持續餵養著它。

只有當我們以零的力量，不抗拒的迎接病症時，它才會完全消失，它才被完全釋放。

這種以零的力量來迎接病症的做法看似非常荒唐，但實際上這種狀態擁有非常大的力量。這種狀態是我們完全放鬆的狀態，我們在完全放鬆的狀態下可與自己內在無限潛能連接。

我們抗拒什麼，什麼就會持續。

其實抗拒的時候已經對所抗拒的對象輸入了能量。

唯有以本來如是的樣子接受，以全然放鬆的狀態迎接，它才會失去持續存在的能量。

無為就是最大的有為。

## 「因病獲利」讓我們產生當「病人」的需要

當一個人處於得病或不幸的境遇當中時，總是會得到額外的照料或者某些特權。

記得小時侯家裡經濟條件比較差，只有在過年過節或者家裡有客人的時候偶爾吃到雞蛋、喝到牛奶。然而，如果家裡有誰感冒了或者不舒服，那麼也會享受到這樣的待遇。當年我們都很羨慕正在感冒當中的兄弟姐妹。當然，我們也會因感冒而得到這樣的待遇；

上學的時候，我們寄宿在學校，每個月會統一放假一次，但對我們來說遠遠不夠，我們幾乎天天都想家。當初老師和家長對我們的要求都比較嚴格，儘管我們非常想家，但不能隨意請假。不過有一個特例：當我們感冒了或者身體不舒服的時候，家裡會有人來看望，我們會被允許回家休養幾天。

在高中時，男孩、女孩們都開始有了小祕密，總想找一些理由來接近心怡的對象，其中感冒或不舒服是一個非常好的機會和理由。每當我們病倒了，就可以明證言順向我們心怡的對象尋求安慰：可以求他（她）陪我們去醫院、幫我們拿藥、幫我們盛飯、裝水或者幫我們記筆記、補課等等。

我的二哥一直不愛上學，但父母都非常希望他能透過念書來改變自己。後來他老是肚子痛，隔三差五就需要休息，過了一陣子，由於他落後太多課程而留級了。新的學期開始後，他的病情並沒有好轉，到最後他「被迫」輟學了。

我們幾乎都有過因為病症而獲得特殊照料、獲得好處的經歷。

剛開始的時候，獲得這種「好處」對我們來講是個意外。但是，如果這樣的「好處」總是與病症一起出現，那麼我們的潛意識就會開始「思考」，開始總結，認為病症和獲得照料或獲得某些特權是有直接關聯的，我們可以透過病症來實現很多內在隱藏的、不能透過正常努力而達成的願望。於是，原本無目的的生病就會變成有目的的生病，如果透過生病而實現內在願望的嘗試總是獲得成功，那麼病症就會變成我們的工具，變成獲得某種好處的工具。

利用病症來換取好處，這種模式是我們透過觀察、學習和總結而形成的。當這種模式已形成，我們就會無意識去動用它，我們的外在會真實經歷病症。

避免無意識動用病症的方法就是要變得有意識，要看清楚我們內在真正的需求。我們不但需要看清楚自己內在真正的需求，而且也應該看清楚與我們親密關聯的其他人內在的需求，這樣我們就不會盲目利用病症或者不會無知被他人的病症所控制。

除此之外，還有一點就是不要在病症期間給予太多的關照及特權，這樣可以修正內在利用病症的模式。就如用調皮搗蛋、破壞行為來換取父母關注的孩子，如果父母總是如其所願放下手中的事物投以關注，甚至笑著拍下他的屁股，這讓孩子感覺更像父母在和自己玩遊戲，因此當他需要獲得關注的時候，就會頻頻採取這樣的方式，並更加過分。

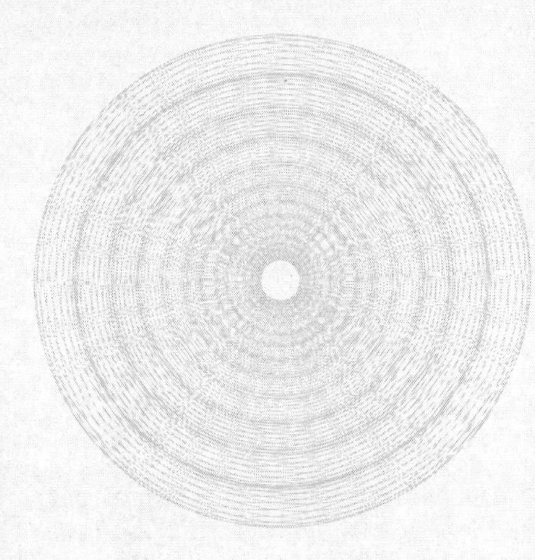

# 第三章
## 病症是我們被迫選擇的信差

任何物種的存在都需要依賴某種最根本的條件或法則，如果這些條件或法則不成立，那麼，這些物種也就不存在或無法繁衍生息，人類的存在也如此。

生存和繁衍的本能是最根本的需要，適用於所有物種。生存本能包括規避危險，避免受傷害的恐懼；適應環境及順從身體構造的規律性等；還有學會生存本領及開創精神等。繁衍本能包括兩性吸引及相歡等。作為人類，對家族系統的平衡及活出生命本意的衝動等也歸屬於本能部分。

這些本能的需要必須被接受和尊重，不然違背了天性，會帶來破壞性的後果，病症是其先鋒部隊，也是我們本能保護的一部分，此類病症的發生，雖然是被迫的，但會是我們內在主動選擇的結果。

## 性障礙VS信念系統與性能量的交鋒

性，又是一個古老的話題。自古以來對於性的主流觀點都認為它是不能啟齒的、不能公開的、有害的、骯髒的「東西」，所以它被某種神祕感或者鬼鬼祟祟所包裝著，並淪落於不見天日的陰暗角落裡。

因為性是骯髒和要不得的，所以我們總是喜歡以正人君子自居，以從不沾染的姿態談論或者批評它，與此同時，內心對它的獵奇、窺探好像未曾消失減弱，甚至越裝君子，心裡的「小人」越發發狂。放眼社會百態，豔照、豔遇、偷情、曖昧、走光等向來都很惹人眼球，總有眾多圍觀者和議論者。這就是「性」惹的禍。

是的，這是「性」惹的禍，但不是因為它的骯髒，而是因為我們不認識它的本質。性是全然湧動的本能衝動，它蘊含著生命的原動力，同時它會使人忘我，使我們達到與神融合的境地。它是美好的、祥和的，我們原本只需全然經歷它，而且只可以全然經歷它，如此我們才能真正懂得它的「含義」。它是一個不可言說的「東西」，它實際上也無法言語。然而我們的頭腦如此聰明和萬能，我們萬般確信透過頭腦可以看透性，於是，無論是那些豔照豔遇的當事人還是圍觀者、評判者，實際上本質並無區別，都在用頭腦經歷「性」。

頭腦對「性」非常感興趣，頭腦總是抓著「性」不放，頭腦忙著經歷昨天的「性」(回憶)，也忙著經歷明天的「性」(幻想)，更忙著經歷別人的「性」(窺探、議論、關注)，頭腦忙得不亦樂乎。然而這些還是「性」嗎?很顯然，頭腦所經歷的「性」與我們本質內在的「性」並非一個東西。那些被扭曲的「性」是頭腦的產物。

「性」是我們內在不可被磨滅的原始能量，它需要開花、結果，它需要被經歷被享受，然而自古以來的頭腦認知以及每個人生活經歷當中所形成的偏見總是成為阻礙它的力量，從而使我們經受身體的病症或心靈的苦惱。

美美的確很美，一直以來有很多優秀男孩向她示愛和獻殷勤。不過她總是以讓人無法理解的冷漠回絕每一位追求者，以至於大家都以為她的眼光太高，到後來幾乎沒有男孩敢再接近她了。

而事實上，她的內心非常渴望被呵護和疼愛，只是，只是……

美美曾經歷過兩次轟轟烈烈的熱戀，雖然最後都「莫名其妙」（在外人看來）分手，但她自己非常清楚其中的緣由：原來美美對戀人間的親密行為有一種無法遏制的「恐懼」。每次，當她與自己心愛的男孩接吻、擁抱或者做出任何比較親密的行為，她就會渾身發抖、呼吸急促，甚至有兩次暈倒在現場。這樣的經歷有過幾次之後男友慢慢疏遠她了，她自己也無法接受。

美美再也不敢談情說愛了。

這次，美美遇到了一個痴情男，男孩被美美的美傾倒，發誓一定要跟她在一起。

美美的冷言冷語未能擊退他，美美實在熬不過，更重要的是不想耽誤他，於是向痴情男說明了自己的問題。痴情男聽過後覺得這其中定有原因，建議美美去做心理諮商，並且幾乎強制性帶著美美去了一家當地小有名氣的心理諮商機構。

諮商師與美美交流發現，美美有一個不同尋常的家庭：美美父母都是大學老師，尤其父親在自己的學術領域德高望重。在外人眼裡美美擁有一個富足且美滿的家庭，但實際並非如此：父母因為性格不合很早以前已是形同陌路。父親在外面有歸屬，母親卻在家裡成為了十足的怨婦。母親把所有的怨恨都發洩在美美身上，母親常常責罵父親，責罵天下所有男人，然後時不時提醒一下美美「天下男人沒有一個好東西」。母親認為男女之間無所謂愛，也就是「那件事」，它會讓人墮落，讓人發瘋；凡是勾住男人的女人都是狐狸精；能夠長久在一起的男人和女人，一定是一對狗男女，一定是以骯髒交易為基礎的姦夫淫婦……

美美在這樣的環境裡慢慢長大，雖然隨著年齡的增長，她對愛、對異性有懵懂的好感，但記憶當中父母吵架的場景，母親沒完沒了的嘮叨和哭訴，常常跳出來提醒她「不要誤入歧途」。

她不知不覺形成了對兩性關係、親密關係的恐懼和排斥。

於是她的內心產生了強烈鬥爭：一方面是作為人的本能需求，一方面是從小經歷、接受和被驗證的信念體系。對於這兩股力量的衝突，美美沒有了解和探究，她只是默默接受著所發生的一切，默默把自己鎖在自己的世界，鎖在母親的世界裡。

當她以本能衝動與自己心愛的男孩親熱時，頭腦裡的信念系統馬上啟動防禦，對每個細胞發出警報：「天哪，這種行為非常骯髒，而且這麼做的後果不會幸福，不能再繼續了，必須要停下來」，於是美美就開始發抖、開始氣喘，甚至暈倒。

美美第一次正視自己的問題，原來自己並非有何怪病，只是內在兩股力量在較量而已。

後來，美美經過了幾次的治療，又在痴情男的精心呵護和無微不至的照料下走出了自己設的禁錮區，走進了婚姻殿堂，幸福的孕育了可愛的女兒。

孔子在《禮記》中寫到「飲食男女，人之大欲存焉」。意指人生離不開兩件大事：飲食和男女，即生存和繁衍。

是的，性是人生大事，我們必須正視和正確看待它，大可不必糾結它的對錯。當然，這並非鼓勵亂性。性的本意也不在亂交或者數量的多寡，性的本意是要我們全然經歷而讓它昇華為愛，讓它成為與自身神性連接的橋梁。

沒錯，性是我們與神連接最近的路。每一次全身心投入或者全然經歷都可以使我們瞥見神性，而其中，性是最普遍和最容易的途徑，只要我們帶著意識，放下頭腦，那麼一定可以遇見另一種美。

## 氣喘和過敏 VS 被限制的探索天性

初為人母的小唐對女兒的關心呵護達到捧在手裡怕摔了、放在嘴裡怕化了的地步。自從有了女兒之後她已經隱退到幕後做起了全職太太，她發誓要做好媽媽，讓女兒得到最好的照料。

她用心查閱相關資料、資訊以及經過與多位專職媽咪們交流後頒佈了一些明文規定：

女兒吃的奶粉必須買某個品牌；穿的衣服和玩具必須每天消毒；每天需定期出去呼吸新鮮空氣；每週要到戶外與大自然接觸；玩伴需要經過嚴格篩選。

為了讓女兒吃到帶著「愛」的飯菜，她特意將父母接了過來。小唐認為保姆只是為了錢，為了工作，買菜時不一定用心挑選，做菜時不一定保持良好的心態。

總之，女兒就是全家的中心，甚至是全世界的中心。

……

女兒開始蹣跚學步，她和她媽媽（孩子的外婆）也以蹣跚的腳步，低著腰，張開雙臂在後面跟著；女兒充滿好奇要摸摸和想捏捏的行為或目標都被她們所阻止，或者二次處理後才可以繼續。

女兒完全生活在充滿愛、無任何危險以及如同真空般乾淨透亮的環境中。

小唐以前的同事、朋友都說她太過於細心，她說她比起孩子外婆，算是粗心了。

按理說，這樣的呵護應該足以讓孩子健康成長。然而結果恰恰相反，女兒剛滿一歲的時候得了氣喘，並且時時反覆，總也治不好。同時，不知何時起女兒又多了個毛病：過敏。剛開始花粉過敏，不能隨便到室外；後來對原本一直在吃的奶粉、雞蛋、牛奶、牛肉等也開始過敏。總之過敏的範圍越來越大，以至於吃任何東西都需要測試，連吃個普通的零食都需要看配料表。

小唐非常苦惱，非常自責，她認為自己沒有照顧好孩子。她要進一步提高做媽媽的技能，於是她去參加了父母課堂。

課堂內容讓她很震驚，老師認為，現在的孩子之所以出現一些症狀，其實並不是照料不夠，而是照料過度。並且當場指出小唐女兒的問題就是因為被關注和限制得太多，使得孩子無法自由呼吸，無法自由活動，無法自由選擇。

原來，孩子們還具有這等智慧，當她們尚不會用語言表達自己的時候就運用病症，如小唐女兒所表現出的氣喘，其深層之意是「我被你們限制得無法呼吸了」。小唐恍然大悟，她覺得老師說的也許有道理，回想細節，確實每次女兒出現氣喘都是經歷過一些被限制或細心保護的過程之後。

那麼過敏呢？過敏也是因為被限制的後果嗎？老師認為過敏的原因比氣喘更深一層，是因為作為父母長輩的大人把自己對外在世界的極度恐懼、極度敏感，投射到了孩子身上，孩子又以相同的模式投射出來，於是對外在「恐怖」的世界過敏，父母越緊張越過敏。孩子對外在世界的探索天性被剝奪了，而填充她的只有大人的恐懼。長此以往，後果很嚴重。

小唐嚇出了冷汗，不過還好，孩子的過敏既然由家長的投射引起，也可以透過改變家長的行為、態度來加以改變。

其實小唐並非特例。我們總是以自己堅硬的標準和有限的認知來限制、誤導和干擾孩子的成長和學習。而實際上即使沒有大人教導，孩子們也會本能學會生存和發展。摔和疼本身就是生活和學習的一部分，而人們卻片面追求「好」的一面，我們心中充滿恐懼，恐懼孩子暫時的疼痛，甚至沒有想過疼痛是不是暫時的，我們談痛色變。當今，逃避可遇見的疼痛或者嚮往順心舒適已成為流行時髦。痛和不順是可恥的，無能的，不被接受的，這樣的觀念越來越強勢。

言歸正傳，家長怕孩子摔，是對疼痛、對成長的拒絕、恐懼。當我們恐懼的時候，視線和思維變得狹隘死板，從而限制了孩子自由探索的步伐。

恐懼是家長的，孩子們並不知道恐懼。大家也許都有過這樣的經驗或聽聞：某個小孩在人們難以想像的險情當中只受到了輕微的擦傷甚至毫髮未損。其實這並非什麼奇蹟，因為孩子心裡沒有恐怖的想像和個體認為的預設系統，他們總是用本能來行使，所以他們在正常情況下不會受到不必要的傷痛，而恰恰相反，由於家長們傳遞給孩子的都是擔心和恐懼的資訊，孩子周圍全是如此的能量，於是，某些不理想的狀態，非常合乎家長們心裡預盼的那樣出現。沒錯，這裡我用「預盼」這個詞，這個結果是家長們預盼來的。

家長很多時候給孩子的是擔心，而非關心。擔心和關心從粗糙面上看沒有太大的區別，但從本質上講，它們的出發點不一樣：擔心的深層源頭是恐懼；而關心的源頭卻是愛。

擔心是一種焦慮和不信任的狀態，擔心的人其想像中更多的是可怕的事情、不如意的事情，不想接受的事情成了事實，然後心裡充滿焦慮。

關心是一種比較平和並信任的狀態，一種尊重事態原來樣子的狀態，其背後更多的是祝福。

其實擔心和關心的轉化也是一念之間。只要我們持有尊重的態度，那麼擔心馬上可以變為關心；如果我們再放下期望，那麼關心即可成為真愛。

學習做父母吧，如果無法引導和扶持孩子，那麼至少不要去干擾孩子。以信任和祝福的心，觀照我們的孩子吧！

## 環境外因性病症VS自然平衡受挫

最近接連收到朋友及熟人的病訊和意外消息：

「亮亮得了白血病。」朋友在電話那頭哽咽著說。

經過醫院檢查，原因主要是因為裝修汙染——甲醛超標。提到這裡，朋友非常痛苦和悔恨，「哎，當初，確實想省錢省事，也就沒有太在乎產品指標，再說我們也不懂呀，都包給裝修公司了，他們說什麼我們就信什麼。其實搬進去之後並沒覺得有什麼異味，並且我們經常開窗透氣，怎麼就偏偏是亮亮呢……」

朋友小野來檢查眼睛。據說他的眼睛總是奇癢無比，進而火辣辣得疼，最近看東西非常模糊。

小野非常喜歡探險，自從早年去了中亞，他就喜歡上了那裡，喜歡上了沙漠。他這種非凡的境界和活法遭到了父母親人的強烈反對，但他仍然堅持，並且在那邊娶妻生子，過著灑脫的日子，只有一樣美中不足：也許他生在水鄉的緣故，他對那裡的天氣和沙塵並不適應，常常感到眼睛乾澀，這種乾澀不適後來就發展成了視力障礙。

我們有很多種環境外因性病症，亮亮和小野的遭遇只是偶發，其實更有地區性病症、全球環境外因性危機等，如：原本與人類和平共處的動物，忽然變異而導致的諸如狂牛症、禽流感、狂犬病、出血熱等病症。

上面所列，我們承受著環境外因性病症的蹂躪，我們看似是受害者。然而，如果我們換個角度或站稍微高一點就會發現，環境外因性病症並非純屬「外敵入侵」，只是我們整體系統及不同子系統之間的內在活動而已。

萬物是連接的，我們並非獨立存在，我們是宇宙大家庭的一分子，這個大家庭的任何一分子發生變化都會波及到其他分子，所謂蝴蝶效應絕不是誇大其詞。尤其當某個分子的原本平衡受挫時更會明顯。我們的身體是小宇宙，它與大宇宙是息息相關的，大宇宙的平衡受挫會影響到我們的健康和發展，比如大氣層、土壤、水質、氣候等，這些我們賴以生存的自然環境失衡或被破壞足以讓我們病倒甚至奪取我們的生命。

同樣，我們身心靈的平衡發展受挫也會影響到大宇宙的「健康」。其實一直以來，我們對大宇宙的影響（破壞性）比大宇宙對我們的影響大很多。如臭氧層的被破壞、全球暖化、北極冰山融化等這些都是全球層面的事件，然而卻是因為我們人類以自我為中心的貪婪及缺乏遠見愚蠢掠奪所導致的結果，這些自然平衡的被破壞又回應到我們人類的身上，也波及到了其他生命體。

平衡發展是「大道」。我們經歷了越來越多稀奇古怪的病症，其中不乏因為失衡而導致的病症。

平衡包括我們人體內部小宇宙的平衡，還包括孕育我們的大宇宙、大環境的平衡。實際上小宇宙和大宇宙的平衡是相通的，當有自然災害或異常情況發生時，我們應該多多反省，反省我們的所作所為。問問我們自己到底有哪些過度的行為，包括作為和不作為，包括哪些事情應該做而沒去做？有哪些事情應該不做而做了的？這些都是「度」的問題，平衡的問題。「平衡」貫穿所有存在，是一種根本規則。

對於人體小宇宙的平衡來講，任何「東西」的過度攝取或過度缺乏都會導致不適。從這個意義上講，世上並無絕對好的東西，也沒有絕對壞的東西，用得著的就是好的。黃金白銀好不好？我們都在拚命追求著它，都認為它是好的，但是，如果對一個將要餓死的人來講，送給他黃金白銀好呢？還是送給他一個饅頭或者一碗粥好呢？

所以，要健康就得懂得平衡。中醫認為健康是「正氣內存，邪不可干」的自我穩定生態平衡狀態，正氣是指人體自身所具有的自我健康能力，當我們正氣足時，病邪無法干擾。只有當我們內在的正氣不足，失去自我穩定的生態平衡時病邪才能得逞。於是中醫透過調節人體陰陽平衡或五行平衡來達到治病目的。疾病康復的關鍵不在於藥物，而在於恢復人體的自主調控能力，恢復人體平衡。

當病症發生時不要緊盯著病變的那部分，應深入探究一下我們內在環境或者外在環境到底哪裡失衡了？如果我們找到了失衡的「點」或原因，那麼就可以圍繞這個下功夫，最終恢復平衡。

# 亞健康VS作息紊亂

「夜遊俠」總是喜歡熬夜，無論他有事沒事，都得熬到凌晨兩點才入睡。

前幾年，他還算年輕，熬點夜算不了什麼，何況那時對什麼都充滿好奇，熬夜讓他的世界變得充實而刺激，他可以盡情看網路電影到天亮……

但最近一年以來，「夜遊俠」明顯感覺身體不如從前，總是容易疲勞，頭腦不清，精神不振。去醫院檢查，告知沒什麼問題。

「夜遊俠」猜這是熬夜惹的禍，他知道錯了，他想改變，他要早點睡。但長期以來形成的習慣，一時難以改變，他總是輾轉反側，就是睡不著。

一直以來，我們對自己朝夕相處的身體都不熟悉，更不懂得如何愛惜和照顧它，於是，很多時候會有意或無意損傷自己的健康。

「熬夜」在當今幾乎已成為時髦的代名詞、年輕有活力的象徵，我們在盡興享受著「熬夜」帶來的繁華、盡興、充實的同時，很少想到它會帶來什麼後果。

就目前而言，亞健康是普遍常態，從現代醫學的角度看，我們的身體指標尚屬正常，但我們自己會有不適的感覺，就如「夜遊俠」。

另有網友「黑白顛倒」，他夜裡活動，白天睡覺。當然他不是自己喜歡這樣，只是他的工作需要這樣，於是他就猶如怪物一樣，總是下午四點時睡眼惺忪穿著睡衣出來買飯，然後全副武裝上他的「戰場」。他不但睡眠顛倒，吃喝也顛倒，常常會凌晨一點多出來透氣和吃消夜，這樣的生活很脫俗和另類。只是日子一長，總會感覺胃不舒服，心率不齊，總是感冒，皮膚暗淡無光。儘管他白天補覺補過了正常需要的八個小時，但還是覺得不夠。家裡人見狀都勸他換個工作。他自己也覺得這樣不是長久之計。

當我們精神不振，處於亞健康狀態時，其實我們的身體在提醒我們，我們的作息紊亂了，我們應該讓身體順應它的結構，順應萬物的規律。「夜遊俠」和「黑白顛倒」的例子只是突出了「熬夜」的害處，而實際上還有很多行為習慣違背了身體構造及其運作規律而影響健康。

關於人體內部機制的自然運作規律，中醫「子午流注」講得非常詳細，從中我們不難看出為何熬夜、黑白顛倒、吃消夜、不吃早飯等會影響健康。

中醫「子午流注」說，人身之氣血出入皆有定時，在此周流循環當中每個臟器會有對應的功能及活躍期，如果我們違背它的規律就會損傷它的功能：

子時為二十三點至一點，膽經最旺。膽汁需要新陳代謝，人在子時入眠，膽方能完成代謝。「膽有多清，腦有多清。」凡在子時前入睡者，晨醒後頭腦清新、氣色紅潤。反之，日久子時不入睡者面色青白，易生肝炎、膽囊炎、結石一類病症；

丑時為一點至三點，肝經最旺。「肝藏血。」人的思維和行動要靠肝血的支援，廢舊的血液需要淘汰，新鮮血液需要產生，這種代謝通常在肝經最旺的丑時完成。如果丑時不入睡，肝還在輸出能量支持人的思維和行動，就無法完成新陳代謝；

寅時為三點至五點，肺經最旺。「肺朝百脈。」肝在丑時把血液推陳出新之後，將新鮮血液提供給肺，透過肺送往全身。所以人在清晨面色紅潤，精神充沛；

卯時為五點至七點，大腸經最旺。「肺與大腸相表裡。」肺將充足的新鮮血液布滿全身，緊接著促進大腸經進入興奮狀態，完成吸收食物中水分與營養、排出渣滓的過程；

辰時為七點至九點，胃經最旺。所以，人在七點吃早飯最容易消化和吸收；

巳時為九點至十一點，脾經最旺。「脾主運化，脾統血。」脾是消化、吸收、排泄的總調度，又是人體血液的統領。脾的功能好，消化吸收好，血的品質好；

午時為十一點至十三點，心經最旺。「心主神明，開竅於舌，其華在面。」心推動血液運行，養神、養氣、養筋。人在午時能睡片刻，對於養心大有好處；

未時為十三點至十五點，小腸經最旺。小腸分清濁，把水液歸於膀胱，糟粕送人大腸，精華輸送進脾。小腸經在未時調整人一天的營養；

申時為十五點至十七點，膀胱經最旺。膀胱儲藏水液和津液，水液排出體外，津液循環在體內；

酉時為十七點至十九點，腎經最旺。「腎藏生殖之精和五臟六腑之精。腎為先天之根。」經過申時的人體瀉火排毒，腎在酉時進入儲藏精華的時辰。腎陽虛者酉時補腎陽最為有效；

戌時為十九點至二十一點，心包經最旺。心包是心的保護組織，又是氣血通道。心包戌時興旺可清除心臟周圍外邪，使心臟處於完好狀態；

亥時為二十一點至二十三點，三焦經最旺。三焦是六腑中最大的腑，有主持諸氣、疏通水道的作用。亥時三焦通百脈，人如果在亥時睡眠，百脈可休養生息，對身體十分有益。

參照子午流注，我們不但可以對照出自己的作息習慣是否有利於健康，還可以透過它達到養生及治療病症的目的。

不良的作息習慣是溫和而隱形的殺手，它會悄悄、慢慢的奪走我們的健康。

我們應該讓身體順應它的結構，順應萬物的規律。亞健康是在提前向我們通風報信。在此情況下，如果我們仍不改變紊亂的作息習慣，那麼亞健康會轉移成不健康狀態。

該吃飯時吃飯，該睡覺時睡覺，是保證身體健康最簡單、最質樸的道理，可是，對於現代人來說，這卻成了一個很難解決的問題。

## 無來由的發燒VS深深的恐懼

兒子非常恐懼車，這顯然是我們不斷暗示的結果。從小我們提醒最多的就是：看車，要看車，要注意安全……

有一天，兒子在家門口的車子陰影下蹲著玩拼圖，也許他玩得太投入，沒注意到隔壁家的叔叔鑽到車內並啟動車子。

當他忽然意識到自己正蹲在已經啟動並好像馬上要撞到自己的車旁時被嚇壞了，他心裡到底發生了什麼我們無從知道。他在那邊原地不動的哭喊，他好像不知道如何躲開，甚至不會挪步了。

當時我正好在接電話，聽到兒子哭聲看了他一眼，沒覺得有什麼不妥，所以沒有馬上過去，等我接完電話過去的時候，他已經渾身都濕透了。

鄰居家的A先生從車窗口探出頭正對他講話：「你哭什麼呀，別哭，叔叔沒有弄亂你的拼圖呀；叔叔開門撞到你了嗎？你要上來嗎？」A先生也很無奈，不知道自己到底做錯了什麼以至於讓小傢伙哭成那樣。

我過去之後大致明白他哭的原因，只是覺得這樣的表現有點太過，「哭什麼哭，叔叔在試車呢，不開動的。」我講了一大堆道理，哄了哄他，並把他抱回了家。之後他已經恢復正常，又開始開心玩起來。我很快就忘記了剛發生的這一幕。

晚上十點多了，由於是週末，我們一家三口準備看一部電影再睡覺。剛開始時挺好，大約過了半個小時，兒子開始鬧，老往我懷裡鑽，並要我陪他睡覺，表現跟平時很不一樣。我看得正入迷，心裡很不高興，把他往外推了好幾次。

後來他不斷鬧騰，我開始覺得不太正常，感覺他好像很難受，我摸了摸他，天啊，發燒了，怎麼會呢？一點跡象都沒有。我開始重視起來，一邊抱著一邊哄著，跟他一起躺下來。心裡有很多疑問，我不太相信是感冒，那到底是怎麼了呢？

忽然心裡閃過下午那一幕，哦，莫非是當初他感受到了莫大的恐懼，但是沒有被我們察覺到！

於是我開始「清理」：寶貝，下午在車下面嚇到了吧？嗯，媽媽知道你害怕了，媽媽接受你的恐懼。寶貝是安全的，有媽媽保護你，你是安全的……說到一半，兒子已經出汗，退燒了。

恐懼已經被看到，情緒已經被表達了，能量就被釋放了。

能量守恆。人的情緒也是一種能量，它發生之後不會無緣無故消失，它頂多是轉化或沉澱。

很多時候身體上的疾病是由於情緒沒有得到適當的表達或釋放。當我們心中產生一些情緒時，應該把它表達出來，負面情緒（如恐懼、悲傷、憤怒、羞慚、怨恨、沮喪、罪惡感等）尤為如此。情緒透過被看到、被接受而得到釋放。如果不表達出來或者釋放，那麼這些能量就會轉化成另一種面目爆發，或者沉澱成某種障礙。

情緒的表達和釋放其實很簡單，只要對它表達「我已經看到了，我接受，我允許你存在」即可，千萬不要擔心由於我們允許它存在而它真的存在下去，其實結果恰恰相反，當我們溫柔擁抱它的時候，它會失去持續存在的力量。一般情況下，小孩子無來由發燒會多一些，而與此相反，大人發燒的次數遠比孩子們少，這出於兩種原因：大人也許更懂得表達自己來釋放情緒；抑或大人更會偽裝和壓抑情緒，最終使它成為另一種障礙。

孩子無來由的發燒（這裡所謂無來由，是從我們習慣認知範圍來講的，如，沒有感冒跡象或者沒有存在可能導致感冒的傳染源等而發生的發燒）背後必有未被接受的情緒存在。這些情緒，多數應該是孩子內在所發生的一些恐懼、失落、委屈等，因為他們尚不會用語言完整正確的表達自己。

當然，情緒釋放的必要性並非只針對小孩子及其無來由的發燒，其實它是通用的法則。只要我們用心關注，我們可以很容易察覺到自己的起心動念如何創造我們自己。我們可以將內心真實感受藏得很深，可以欺騙外界的人甚至包括自己，但絕對欺騙不了自己的身體，我們的身體會以不同的方式將為那些被壓抑的、未被表達的、未被釋放的能量或情緒找出口。

一個人若是無法覺知到內在的衝突，那麼外在世界就會逼不得已將那份衝突「展示」出來，而且會撕裂成兩極對立的情況。

# 家族厄運VS表達愛和尊重

軍軍媽媽在軍軍五歲時因病去世，關於媽媽，軍軍沒有更多記憶，只記得那一天，跟媽媽一起出發、進城看病的爸爸獨自一個人回來了，媽媽卻沒回來。

後來左鄰右舍親朋好友都聚集到軍軍家，大家好像都瞞著什麼，看到他的時候都忍不住抱抱他並擦抹眼淚，他隱約感到發生了什麼事情。

媽媽就這樣走了，父親也沒有再娶。

軍軍與姐姐和父親相依為命，雖然談不上美滿幸福，但也平靜溫暖，慢慢長大成人。然而忽然有一天接到姐夫電話：「你姐姐出事了，出車禍了，送到醫院沒有搶救過來」。

姐姐如同母親，從小對軍軍愛護有加。軍軍悲痛之餘對命運產生了憤怒和不平。就此一蹶不振。

朋友不忍心看他長期處於低迷狀態，於是，總是想著辦法安慰他。

有一天朋友說要帶他去玩玩，軍軍懶得問詳情，就跟著朋友出發了。路上朋友介紹說有個老師對家庭成員的早逝及意外身亡方面有比較深入的研究，現在他要帶軍軍去見這位老師，去聽聽課。哦，原來如此，軍軍並不反對。

軍軍他們到達時課堂已經坐滿了人。老師已經開始講課。老師介紹到：

家庭系統排列是由德國心理治療大師海靈格研究發現的。海靈格發現在家庭系統裡，有一些隱藏、不能意識察覺的動力操控著成員之間的關係。他稱之為愛的序位。「愛的序位」是所有家庭關係背後真正的操控力量。如果人們遵循愛的序位去和家人相處，那麼關係會很好、大家都能夠快樂健康的成長；如果忽略了它，家庭成員關係不流暢或者家庭當中某個成員會遭受種種困擾。

海靈格指出，很多的家族厄運，其實都是「愛的序位」被破壞所造成的。

由於上課前朋友特意向老師打過招呼，於是老師在得到軍軍的同意下為他做了一次家庭序位排列，這次的排列讓軍軍非常震撼：

母親的代表躺在地上表示已經死去，當軍軍本人進入到這個排列場裡，他感到內心對母親充滿了無限依戀，他忍不住在母親身邊躺了下來。那一刻，他能深切感覺到自己是多麼想和母親在一起，即使是死！

但是，姐姐的代表含淚將軍軍拉了起來，自己躺在了軍軍曾經躺的位置上！

那一瞬間，軍軍忽然明白了：姐姐替代了他追隨母親的意願……

孩子與父母之間存在著非常純粹、忠誠的連結。他們之間為了表達彼此對對方的愛而經常做出一些跨越「愛的序位」的行為及意願，從而會破壞「序位」秩序，導致相關家族成員產生身心問題或者遭遇厄運等。

原來，當年母親去世後，軍軍沒有充分表達失去母親的悲痛，沒有充分表達對母親的愛，所以在不可見的「序位」層面上他擺出跟隨母親而去的選擇，即：以跟隨母親的「忠誠」來表達自己對母親的愛。然而另一個家庭成員——姐姐卻在「序位」層面又表達出了「我願意替弟弟去死」的決議。最終姐姐確實替弟弟去了。姐姐經常說：「軍軍，你是咱家唯一的男孩，你是我們家族的命脈啊……」難道，這是姐姐潛意識裡想替代弟弟的理由？軍軍陷入了無限遐想當中……

「重複某個家族成員的命運」，這是家族成員之間表達愛和忠誠的重要表現方式。孩子憑著內心對父母深深的愛，企圖補償或者擔當父母的問題，就容易出現「重複命運」的現象。

小剛的哥哥十年前溺水身亡。哥哥當年二十四歲，他的離去帶給小剛一家人無法抹去的傷痛。

雖然事情已過去十年，但每每過年過節或者聽到、看到哥哥有關的物品等，家人都會忍不住傷心掉淚。

哥哥出事，讓他一家人想起當年爺爺的事情：爺爺當年為了救一個溺水的孩子不慎被捲入深水漩渦再也沒上岸，岸上的幾個孩子（包括被救的孩子）跑過來通知家人，大家到現場搜救了很長時間一直沒找到爺爺。爺爺失蹤時父親剛剛兩歲。村裡比較年老的人們都知道爺爺的事情，當小剛哥哥出事後，大家覺得不公：為什麼好人沒好報，為什麼他的孫子也遭遇雷同的命運。

是的，「愛的序位」並不跟隨社會及文化標準或規則而運行，而是在這些標準或規則之上運行。「愛的序位」不講什麼公平、公道以及好、壞、對、錯等。它只依循「序位」的歸位。

當年，小剛爺爺失蹤後，一直沒有找到屍體。但是當年老一輩的人們都認為爺爺年紀輕輕意外死亡是不吉利的事情，於是家人簡單處理了後事，安排年輕的奶奶帶著年幼的父親匆匆嫁給了後爺。

當「序位」當中某個成員遭受一些不尋常的命運而沒有得到其他成員的理解、接受、尊重時，家族系統當中產生一種「動力」，它將為沒有受到尊重的、被排斥的家族成員尋找應有的位置。於是當家族當中存在這種「動力」時有可能使年幼的家族成員產生不能理解的思想、情緒、行為、關係甚至是疾病和心理問題。其中隱藏的「動力」控制著家族成員，不容易被直接偵察到它的存在，於是也就產生家族厄運：有些家族總會發生一些某個成員到某個年齡後莫名其妙出意外或得疾症而去世，對此大家都會議論紛紛，覺得這個家族好像被詛咒了……

我們每個人都是某個家庭的成員，而家庭成員之間都存在著一種看不見的連結「網」，此「網」不但連結著活著的成員，還連結著已故的成員；此網不但連結著公開公認的家庭成員，還連結著被隱藏和未被公認的「家庭」成員（如私生子等）；此網不僅僅連結著系統所有成員，還會傳遞系統序位資訊，還具有讓系統序位恢復原有秩序的力量。

愛的序位，家族動力系統研究有很多新的洞見和發現，但至於它是如何運作的，尚不明確，大家就以開放和柔軟的心觀照生活吧！

## 生活沒有意義 VS 抗拒內在衝動

丹丹非常喜歡唱歌，當她剛學著說話時就已表現出非凡的音樂天賦：她只要聽過一次歌，就能原汁原味唱出來，不論歌詞還是音調都準確無誤。她從小總在大小聚會上為大人唱歌獻舞，大家為其取藝名叫「賽百靈」。大家公認她將來會是個歌唱家、藝術家。丹丹小小年紀並不清楚大人們所說的將來指的是什麼，她只知道自己的歌聲已迷倒了左鄰右舍，更讓自己陶醉在甜蜜與快樂當中。

丹丹漸漸在長大，周圍不乏有參加才藝班、藝術班之類的小朋友，丹丹心裡也非常渴望自己能夠去參加和學習。只是不知什麼原因，父母非常反對丹丹往音樂方面發展。他們更希望丹丹能夠成為醫生。丹丹心裡有些失落，但她是父母的乖女兒，更重要的是她尚不知道人生方向的選擇會對本人的幸福感及生命意義認同產生怎樣的影響。

她仍然會在大小聚會或各種式前或之後放聲唱歌，同時也苦讀數學、物理、化學等，時刻準備實現父母的夢想。

高中畢業後，丹丹如願以償考上了醫學院，踏上成為醫生的坦途。學業很順利，她成為了一名合格的醫生。當她已經實現了父母的願望，第一次穿上白大褂上班的時候，她忽然發現自己心裡並沒有喜悅，她就這樣成為了醫生。

醫生——父母嚮往的職業，也是受人尊重的職業。丹丹雖無喜悅，但也並不反感的做了兩年醫生。然而不知從何時起，她開始討厭自己，討厭當醫生，心裡時常產生無明的憤怒，她越來越覺得生活沒有意義，儘管她數次試著透過「救死扶傷」的職業美譽來昇華自己的價值，試著從患者出院時的喜悅當中找到一些興奮，但是她始終找不到價值、找不到興奮。

丹丹開始懷疑人生的意義，她找不到活著的意義。

日子一天一天過著，丹丹的失意越來越濃重，隨之而來的是無法集中的心思和無來由的憤怒，工作當中老是出錯。她努力以理智說服自己，但是無果。

她的問題引起了家長和上級的重視，都分別找她談話和開導，仍無果。

丹丹考慮了許久，她決定離開醫院。離開醫院她能去哪呢？她似乎覺得自己除了當「醫生」，其他什麼都不會。好吧，那就先考研究所吧！

有了目標，她有了動力。她總是那麼聰慧睿智，她順利考上了研究所，在學校躲了幾年。

等她再次面臨就業時，她堅決拋棄了醫生。

她留在學校，她期待當老師找回生命的意義。然而，沒過多久，久違的那個感覺又來了，她又開始覺得當老師很沒意思。

她徹底失望了。難道人活著只是為了活而活？為了吃而活？

心灰意冷的她在某個雨夜吞下了安眠藥並深深睡了過去。

她再次醒來時躺在醫院的病房。陽光穿過玻璃窗溫暖照耀著，旁邊的百合和玫瑰鮮亮且散發清香，還有很柔美的音樂。她心裡從未有過的平靜和清新，她非常喜歡這個感覺，於是她再次閉上眼睛「享受」起這個意境。

……

有很多人以喜愛和鼓勵的眼神看著她，大約四五歲的小丹丹非常投入的唱著歌，她心裡充滿愉悅，空氣當中都是喜悅……

丹丹猛然坐了起來，原來剛才她做了一場夢。此時她雖然從夢中坐了起來，但是那個「喜悅」依稀存在。就是它，就是它，丹丹在嘴裡嘟囔著，完全不顧自己在哪裡以及發生過了什麼。

丹丹出院後開始忙了起來，她開始迷戀於樂譜樂器並熱衷參加表演比賽，甚至拜了個專業的老師。大家並不看好她的舉動，大家認為雖然她的嗓子和樂感很好，但是她的年齡已經不適合重新開始了，再說音樂又是一個非常「專業」的專業。儘管如此，她並不以為然，她陶醉在音樂的世界，內心充滿力量和熱情，「這才是活著的感覺」，她想。

丹丹目前已經破天荒地辭去了人人羨慕的大學老師的工作，自己出來創辦了一所音樂學校，還組建了一個合唱團。她做著自己喜歡的事情，儘管有時會有很多不順，但她心理卻無怨無悔，堅定而有力量。

我們經常感到生活缺乏熱情、生命缺乏意義，於是會感到失意和無望，會產生憤怒及反感，如果再遇到些挫折，更會開始怨天尤人，或者心灰意冷，甚至會有一種一走了之的衝動。

其實生活之所以無意義，是因為我們沒有找到內在的衝動，沒有找到內在的熱愛。

我們每個人的內在都有一個最深切的衝動，這個衝動會驅使我們走上無怨無悔、心甘情願的路上，走上此路，我們是拓荒者，我們是造物主，我們會發現很多新大陸，我們還會創造很多奇蹟。而最重要的是，在此路上我們會找到自己並脫掉自己。

找到自己，活出內在的衝動，就是找到愛的路徑，這是生命的智慧。人類雖然千差萬別，我們雖然尋找或熱衷於任何有別於他人的東西，但我們每個人都對自己內在的衝動帶有同樣的熱愛。

如果任何東西在重複，那麼我們就應該停下來聽聽內在的聲音。如果我們不聽從內在的指引，那麼我們所經歷過的痛苦就會以似曾相識的面目不斷重複輪迴。

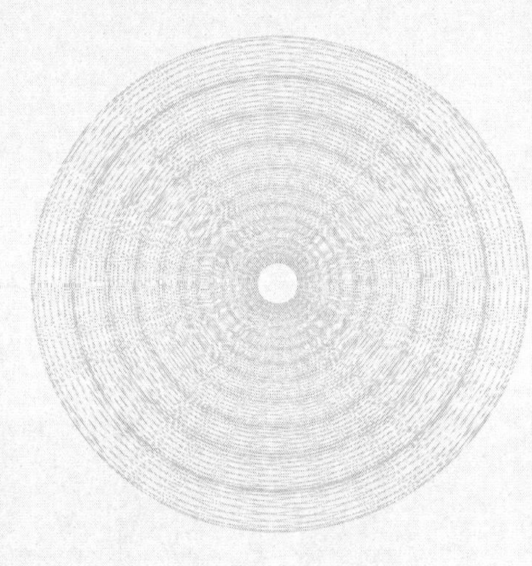

# 第四章

# 病症是我們慣用的武器

「自我」是我們最熟悉的一部分，我們彼此看到和互動中，參與最多的通常就是這一部分。

「自我」是很多信念模式的集合，其中包含所有我們自己的標準。

我喜歡藍色，所以讚美藍色，我覺得藍色很好看；我喜歡吃炒菜，所以向他人推薦炒菜，我嘲笑那些天天吃燉菜的人；我怕冷，所以早早就穿上棉衣，然後又為兒子穿上更厚的大衣……

藍色好看、炒菜好吃、冷……這些是我對事物及處境的一些喜好和感受評判，那麼這些事物或處境是否真的如此？別人怎麼看？我發現別人跟我不一樣，很大的不一樣，他們還反過來嘲笑我……

這世界到底怎麼了？為什麼同樣的事物及處境沒有同樣的評價？

其實事物及處境只是它本來的樣子而已，而我們透過自己的標準來衡量它們，賦予它們各式各樣的意義和評價。

人們都活在自己的世界、自己的模式裡，這種模式能帶來安全感。是的，請別說自己現在很痛苦，請別說不喜歡這痛苦的狀態，其實是我們喜歡自己現在的狀態，我們不願意改變、我們寧願困在裡面，因為我們熟悉這樣的模式，我們願意透過舊有的熟悉模式來感受安全。

「自我」實際上是空洞和虛幻的，所以它非常害怕空虛，它需要證明自己的存在，它熱衷於控制且要時時刻刻證明自己。「自我」最喜歡利用病症或痛苦，因為它能感受到深刻的存在感。

## 急性闌尾炎VS吸引關懷

小關熱戀了，對方是比她高一年級的學長，一表人才，班長和學生會主席。兩個人很般配，是大家羨慕的一對。

只是小關原本就有點任性且做作，再加上熱戀當中，經常為一些小事情發小脾氣，久而久之，英俊瀟灑的學長開始疏遠她。從此她鬱鬱寡歡，經常不是胃痛就是頭暈，總是需要往醫院跑，剛開始的時候，她不舒服時學長還會關心她並帶她去醫院，但到最後不再對這種事情有反應，索性不再關注她。如此經歷了三五回之後她也不再有毛病了，只是經常會找宿舍裡要好的姐妹訴苦，並希望大家能夠說服學長。

當姐妹們說服學長時，學長一副無奈的樣子，說她實在是太不講理、太難纏，讓人產生想逃離的感覺……

如此，少了學長關懷後第二月的某個夜裡，小關忽然被劇烈的疼痛驚醒，急忙被舍友送到醫院，當然也通知了久違的學長。

大家把她送到醫院，經過醫生檢查，沒發現任何異常，但她疼痛的表情大家也不敢懷疑。雖然看似白折騰了半宿，但還好，沒什麼大事，於是大家又都回去睡覺。

患難見真情的小關好像看到了些希望，但從醫院回來後學長依然不理她。

第二天夜裡小關又一次被劇痛驚喜，外在表現一點都不假，大家急忙出動，叫上學長再次到醫院。仍然沒查出任何問題，同時小關自己也表示到醫院時已經不疼了。

那天大家很快撤退，就留下了小關和學長。學長明確表示與小關沒有未來。

小關痛不欲生哭了一天。那天晚上沒有動靜，而隔一天白天發病，送到醫院時只有舍友，而學長沒來。這次小關疼痛比較強烈，大汗淋淋，醫生確診為急性闌尾炎，於是決定馬上做手術。

小關被抬上了手術台。這回是真的了，舍友們趕忙把學長叫過來守在手術室外面。

過了四十分鐘，醫生出來告知大家：是闌尾炎，急性，都化膿了，差一點點就穿孔了……

舍友們面面相覷，看來小關的疼痛是真的，那為什麼前兩次都沒查出來呢？醫生認為這次的闌尾炎與前兩次的疼痛沒關係，是激發的，是今天剛剛發作的。

小關的急性闌尾炎到底是怎麼回事，我們誰都說不清楚，因為我們經常把病症當作是外在的入侵，而不去考慮滋養其發生的環境及心情。除了物理性原因，小關半夜劇痛和急性闌尾炎還是為了吸引她的學長，得到學長的關懷。

不但是熱戀中的小關如此，日常生活中我們也常常如此。為了得到關注我們會採取各種手段：有的以誇張的行為和表情來吸引注意、有的以膽怯和弱小病態來吸引關懷；也有以完美出色或十惡不赦為手段的，凡是能吸引關注的，「自我」都願意嘗試。其中，病症是最有用的一種方法。小關的急性闌尾炎只是偶然被她選中的病症狀態，她還可以選擇急性腸炎或者其他任何一種病症。

「自我」需要被關注和被關懷。吸引關注，當平常的方法吸引不到關懷時「自我」就會動用非正常方式——病症。而運用病症一旦成功後，「自我」很容易上癮，一有什麼不順心就會動用它。

孩子會以病症吸引關懷，尤其在缺乏父母關懷或者父母忙碌的家庭中更為常見。因為父母老是忙著工作而忽略孩子，這個時候孩子會用病症來吸引父母的關注，還有破壞、作惡、不聽話、叛逆等都是吸引關注的表達方式。

我們的「自我」很聰明，很狡猾，「自我」為了達到目的，會讓身體出現病症。

## 癱瘓，無法自立VS控制和抓緊

敏敏結婚已有十年，擁有幸福美滿的家庭。只是她的心裡有一些小小的委屈：老公事太多、太忙，老公工作日的晚上總是有很多招待或會議，即使偶爾早點回來了，也被女兒「霸占」著，父女倆有說有笑都無法讓敏敏來插嘴。一到週末，老公又回到父母那裡。敏敏能夠做的只有每天好幾次的電話以及好幾十個簡訊。剛開始時，老公還會耐心跟她說幾句，說說自己在哪裡，在幹什麼，晚上是否要回去吃飯之類，然而時間一長，再加上敏敏打電話的頻率越來越高，他開始有點不耐煩，很多時候不接她的電話，即使接了也會匆匆說兩句就掛斷。

敏敏有很多朋友，她向朋友哭訴自己的境遇，朋友非常善意的告誡她，這是男人將要有外遇的表現，他已經開始厭煩你了……

不會的，老公絕對不是那種人，他只是工作太忙，孝心太重，所以一直也顧不了我。再說了，我本應該默默支持他，都老夫老妻了，也許真的都沒什麼可說的了。敏敏如此安慰著自己。

日子一直在重複著原來的軌跡。敏敏雖然一直說服自己，但她還是常常感覺自己掉進了漆黑的深淵，找不到方向，找不到位置，周圍充滿著恐怖的氣息。她害怕極了，她是一個迷路的孩子，她是一個掉進漩渦的孩子，她多麼希望看到指引方向的亮點或抓到某個支點，但是什麼也沒有，她抓不到任何東西。

她日漸消沉，也沒有像以前那樣熱衷於打電話和發簡訊給老公，也不再熱衷於找人訴苦。家人仍然在忙碌著，沒有人發現她的變化。

女兒住校了，接著老公帶回來另一個消息：他要出國深造兩年。

敏敏看著各自將要高飛的父女倆，心裡沒有任何興奮。她腦海裡掠過的是隔壁的李太太，李太太一直在等待老公歸來，但背後別人都竊竊詞語，據說她老公在國外已經跟別人結婚，不回來了。

敏敏搖了搖頭，眼前一黑，老公上前扶住她，緊張詢問她怎麼了。

敏敏還是搖頭，原本想表達沒事，但忽然又覺得老公這樣的關懷讓她很迷戀，她接著搖頭，這次想表達「你別鬆開，你扶著我」。不過她只是搖頭而已，沒說出話。

在場的老公和女兒都不明白她怎麼了。

過了一會兒，敏敏緩過來了。老公認為她血糖低，建議她去醫院檢查一下。

第二天敏敏果然到醫院檢查了一遍，一切正常。本來她也並沒有擔心自己得了什麼病，只是在家也沒什麼事情，這樣出來走走也挺好。

她漫步走出醫院，走到不遠處的草坪上，有三三兩兩的病人和家屬在晒太陽，其中有一對非常吸引她，一位老太太坐在輪椅上，一位老翁推著她慢慢走，而且有說有笑的，一點都看不出病痛陰影，反而讓她產生羨慕。

她接到老公的電話，詢問她的病情並接著向她通報將要啟程的日期。

敏敏又開始說服自己，沒事的，老公出去深造絕對是好事，我得支持他。她順便去商場轉轉，為老公挑選了幾件衣服，她開始忙碌。

老公真的要走了。李太太也知道敏敏老公要出國，於是過來送行，順便想拜託敏敏老公打聽自己老公的下落。

敏敏不知大家在李太太背後的議論是否為真，總之她心裡很難過。

「李太太要走了」，老公喊著敏敏，示意讓她起身送李太太。

敏敏一直癱坐在沙發上。開始時她自己也不知道發生了什麼，想要起身時，她驚恐發現並喊道：「老公，我動不了了。」

原來，敏敏的四肢罷工了，不聽她的使喚。她癱瘓了。

家裡一片混亂，大家都不知道發生了什麼。

敏敏被送往醫院，一直也查不出任何原因。

這幾天老公破天荒一直陪在她身邊。

老公出國的日期臨近，大家議論著如何處理。敏敏說：「你走吧，幫我雇個看護，或者讓我吃幾片安眠藥。」說著眼淚掉了下來。

敏敏癱瘓的這段時間，老公終於全身心照顧著敏敏。

醫生找敏敏老公談話，向他介紹一種「心因性障礙」：這種癱瘓沒有器質性病變、病人對自己病症的態度給人一種印象，似乎患者並不關注自身軀體功能的恢復而是想保留症狀從中獲取某種利益，儘管患者本人通常並未意識到症狀與獲益之間的內在聯繫，但病理心理學家認為這類患者存在無意識動機轉換症狀，這是由患者未察覺到的動機促成的……

醫生向敏敏老公詳細詢問了他們家庭的情況，然後在得到他同意之後部署了一些治療方案：

那天上午，老公興高采烈告知敏敏他下午就要登機了，並為她安排了「看護」，然後收拾東西離開了醫院。當天下午，醫生過來說是要為敏敏檢查身體，然後就開始脫她的衣服。敏敏心裡萬分焦急憤怒，她從床上跳了起來。她活動自如了。她衝出病房在門口撞倒在老公懷裡。

原來醫生了解後，認為敏敏是為了控制和抓緊老公，所以出現了癱瘓。醫生首先讓敏敏老公告知敏敏他要走了（只是到門外站著而已），也就是說，她的癱瘓留不住他，控制不了他，癱瘓就沒有了存在的意義。緊接著醫生過來為其檢查身體，並在沒有經過她允許的前提下有點強制性脫她的衣服，敏敏出於羞怯和自我保護，立刻行動自如了。

心因性障礙主要表現為癱瘓或者失聰、失明等。治療它的方法有如下幾種：

最簡單的方法就是如敏敏的例子，以危機事件來刺激病人的自我保護機制，瞬間得到治癒；另一種是對其暗示。因為得心因性障礙的患者通常受暗示性較高，她表現病症就是受暗示的結果，所以對此類病人執行暗示療法也比較有效；還有一種是領悟療法，即讓病人領悟到自己所出現的症狀是因為他自身內在某種潛在衝突導致的。

# 東痛西痛VS憤怒和反抗

M總是小病纏身，不過沒有什麼大礙。

她幾乎每個月都感冒，只要給她一點點感冒的理由，如季節交替期、感冒流行期、忽然的天氣變化、某天不小心吹到風、淋到雨等等，所有這些都可能成為她感冒的原由。

如果某一段時間很不湊巧，她找不到感冒的理由，那麼她也會找到其他不順：不小心割破了手或者喉嚨被魚刺卡住了。

總之，她不是頭疼就是肚子疼、牙疼、耳朵疼，實在沒有疼的地方，她自己也會在自己胳膊上或者小腿、後背等處抓出血，說是皮膚癢。

不管出現哪一種情況，她總是喜歡往醫院跑，總是喜歡輸液或者打針，為此，她或是提前下班趕去醫院或是先輸液再趕過來上班……

她總是愁眉苦臉，有眾多不滿：她說她部門職責劃分不清，本該不屬於她的工作，老闆也強加給她，老闆總是想盡辦法折磨她，老是週末打電話或者扔給她一大堆做不完的工作，於是她就要沒完沒了加班。

她本不喜歡客戶維權工作，但老闆非要讓她做客戶維權。當她打電話給客戶時帶著微笑說話，掛了電話馬上又撅起嘴，開始叨叨這客戶如何不可理喻，如何不好伺候，如何難纏等等。

而在同事看來：她口齒伶俐，具有才幹，上級很重視她。對她而言：往上她需要面對客戶，維護公司形象，要兌現公司所承諾的一切服務；往下她得「逼迫」員工去完成超出常規的任務。用她的話說，公司什麼都向客戶承諾，而實際上公司內部又沒有那麼多的資源，只能苦了大家，讓大家都在極限上運作。儘管她不喜歡這麼做，但也只能這麼做。

隨著公司發展加快，她已經明顯感覺到左胸，應該是心臟的位置，有一部分被堵塞了，常常胸悶，如果深呼吸時注意聽的話能夠聽到咯噔咯噔的響聲。

她的辦公桌上擺滿小玩具和小零食。玩具們長時間得不到呵護而暗淡無光；零食卻常常過期而被扔掉；她在工作之餘瘋狂泡在網上，天天網購。

她的垃圾桶總是滿滿的，比任何人的滿得都快。什麼鼻涕紙、飲料瓶、口香糖、自己揪下的頭髮、網購產品的包裝盒、說明書……每天清潔人員過來打掃時都會感嘆一下，啊，你的垃圾桶又滿了。於是，大家有時會開玩笑說她是超級垃圾王。

的確，M在心裡充滿著不滿，充滿著對公司的憤怒和反抗，但她無法直接表達，只能在背後散播抱怨，製造垃圾，承受不適。事實上，甚至她自己都不知道對現狀有何等不滿，但「內在」為了把這些情緒釋放而找了眾多出口。

我們一直在研究身體與心理的關係，儘管很多人尚不認可它們之間的直接關係及緊密互動。但是據我多年觀察，我覺得身心靈關係其實非常直觀簡單。只要我們稍稍用心，稍稍放空（不要帶著既定的假設及堅固的知識）就可以看懂它們直接的關係，有一種「一榮俱榮、一損俱損」的互相關照意義。

舉例來說，我年輕時非常自卑、非常不喜歡自己。當初，我外在的表現是從來不照鏡子，還有，從來都不願意向他人說起自己的名字。記得剛工作的時候，新同事們很好奇我的名字，「花榮」，好特別啊，你姓花嗎？……我討厭極了我的名字，這什麼怪名字呀，所以每次我向陌生人說完名字後趕忙解釋一下：我的真名並不是這兩個字，而是華榮，我姓劉。我叫劉華榮。只是小時候報戶口的時候，寫成花榮了，還有我們那邊地方小，鄰里之間都很熟，不習慣喊姓，直呼名字好像更親切，所以……我就這樣解釋了很多次。

後來我開始關注身心靈成長，開始關愛自己，與自己言和……不知道從何時起，我開始喜歡自己的名字——「花榮」，多好聽啊，我是發自肺腑喜歡。我這名字多獨特，同時五行上也對我有所扶持……總之我真的開始喜歡上了自己的名字，從此也不再解釋我這名字的來歷。如果大家好奇，哦，你姓花呀？我就笑笑，不再急切去解釋。

現在回想，這是個非常直接的象徵意義。我不喜歡我，名字代表著我，所以我不喜歡自己的名字；當我喜歡自己接受自己的時候，我也開始喜歡自己的名字了。

很多器質性病變都對應著某些心理因素，其中有非常巧妙的象徵意義：如關節病與觀念或模式的彈性有關；腎病與兩性關係相關心理及障礙有關；子宮疾病與母親及孩子的連接有關；皮膚病與表達有關；氣喘、咽喉與束縛有關；感冒發燒等與受挫及失落有關；糖尿病與生活中某些重要方面失去控制有關；上癮行為與其受到的尊重與價值展現有關；肩膀與壓力有關；背痛與財務狀況有關等。當然，上述只是高概率的相關，不是絕對。

# 腳扭到了VS拒絕行動

幾年前，公司提議舉辦了一次演講比賽，目的是鍛煉員工的綜合素質。時間定為下週二上午九點，「每個員工都必須參加，本週五下午五點前提交演講主題」。

同事們有的支持，有的不支持。

我在下面聽著非常反感，大夥都在加班忙著呢，搞什麼演講比賽啊，有那時間還不如讓大家休息半天，恢復恢復體力，我心裡嘀咕著，還堅定站到不支持的一方，盡可能煽風點火，希望這個比賽取消……

我反對演講並不是真的很累，想休息，而是我懼怕當眾講話。

我恨透了公司，我想：公司肯定是想讓我出醜，就是上次我頂撞主管，他一直在找機會報復我……不會，他應該不是那樣……哎呦，這可怎麼辦呢，這次死定了……

我盤算著棄權，但主管又過來強調，這次活動，每個員工都要參加。

我想找理由請假，但找不到合適的理由，也覺得這樣請假回去很沒面子，太明顯了，明擺著是逃跑……

我想鼓動大家一起棄權，但大家好像都開始準備了。我無奈。

時間到了週五，過了五點。我沒有交演講主題，我假裝忘了，我真忘了。

到了下週一晚上，雖然我「忘」了，但心裡還是惦記著，於是跑去問同事大家是否都交了演講主題，同事說都交了。我想那就簡單準備些吧，講什麼呢？有什麼好講的啊？他們都交什麼題目了？好吧，那我就講專案管理吧。晚上，我幾乎沒入睡，腦子裡反覆演練著稿子。

第二天我到公司後，與同事結伴去洗手間，在路上不小心扭到了腳，一下就倒在地上，我想再次起來的時候發現腳踝劇烈疼痛，當場就出現了大大的腫塊。同事們紛紛跑過來扶住我，主管也過來了，看了看，安排同事帶我去醫院，准我休息兩天。之後主管帶著大家去準備開始演講比賽。

我深深吸了一口氣，好像腳都不疼了。

拒絕行動、拒絕執行或者製造拖延，很多時候是對自己沒有信心以及心中充滿焦慮和恐懼的表現，然而很多時候，我們無法發現自己內在的這些不安，即使發現了也不願意承認，於是我們就會開始找藉口，這麼做的目的就是為了讓自己拖延和拒絕行動合理化，從而好讓自己安心。合理化是我們拒絕行動和拖延的最好安慰劑，而病症又是最好、最合理的選擇，我當初的「不小心扭到腳」看來是別有深意的。

我曾有個主管，非常喜歡承諾，每當與客戶洽談專案時，即使客戶沒有任何要求，他也會主動向客戶做出承諾，就以專案週期來舉例，本來需要三天的事情，他為了表達其敬業和能幹，非得承諾為兩天，同時為了表達其認真和真實，他甚至承諾到幾點幾分，然而，在他手下工作過的人都知道，他幾乎不會按時交工。就以我的經歷為例，雖然我早早提交了成果，但他不會第一時間審核，總是等到最後一刻，每當我提醒他某某檔案是否已發給客戶了……他才會當場開始審核，並指出一大堆問題，讓我回去改。顯然這個時候，按照他原本的承諾提交成果已經不可能了。

每次拖延，他總說這是負責任的態度，他說寧願拖後也不能影響品質。然後，久而久之，我了解了他的習慣，有時他雖然指出眾多毛病，我們儘管口頭答應，其實都不用真的去修改，只要放一放，「發酵」一下，拖幾天再讓他來審核，同樣的內容，他也會表達出滿意，並隨即發給客戶。

這位主管的模式是，一次性成型的內容一定不行，按時交出去的內容一定有欠缺，於是他就非得拖過承諾期，然後才非常有成就感的把成果發出去。他在自己的模式裡美滋滋的，殊不知自己內心是何等盲目和不自信。

拒絕行動或者拖延在人群當中普遍存在，而且普遍都不認為是問題。我們生活當中充滿著各式各樣的理由、藉口、突發事件、激發病症，這些都是對拖延和拒絕行動的合理解釋，我們總是無奈、無辜的闡述著自己的遭遇，是老天不讓我順利完成，按時完成，繼續前進……多麼好的理由啊，老天，是外在客觀的障礙，「我」是無能為力的，於是「我」保留了完美的形象，也贏得了同情。

我們拖延和拒絕行動的內在原因可歸類為以下三種：

一是，我們內在對自己抱有完美的期待，於是「我」非常害怕「我」行動後遭到失敗、做得不好、有瑕疵、有異議、遭批評。「害怕失敗」的心理在作祟；

二是，我們不僅害怕失敗，也害怕成功。美國心理學者曾指出一種害怕成功的心理，這種心理較多存在於女性當中。她們在潛意識中往往擔心成功會為自己帶來負面的影響。如事業成功了，婚姻或者孩子教育方面就會出現問題，因此，會在一定程度上壓抑自己對成功的渴望。

三是，我們內在認為，迅速行動是輕率、無城府、不夠用心或者懦弱的表現，所以需要拖延。

於是想來想去，即刻行動是非常危險的事情，「我」沒把握，「我」不敢冒這個險。好吧，能拖延就拖延，能拒絕就拒絕，但不能沒有理由啊，這本身就對我有負面影響，那怎麼辦？抓住病症，這是最保險、最有效，甚至還可以獲利的理由。

面對拖延，我們雖然有時也會產生自責和反感，但是比起直面自我背後的恐懼、脆弱、焦慮好受很多。

拖延和拒絕根深蒂固且普遍存在著，讓我們用心檢索一下：總是不斷遭遇病症和不順，我們到底在拒絕和拖延著什麼呢？

## 四肢僵硬 VS 防禦、戒備

曾經，我聽到電話聲就會渾身不自在，尤其害怕自己工作上的電話響起。除了電話聲，我還非常害怕工作會議、專案會議，只要是牽扯到需要我的事情，我都害怕。

剛開始工作的時候，我看到主管就害怕，心撲通撲通狂跳，有時不會說話，有時都不知道如何挪步，每每這種情況下四肢僵硬，連臉上肌肉也會痙攣。

有時因為沒有工作經驗，因為很多不懂的地方，所以我們會擔心做錯，擔心失去工作，這些都屬正常。

但是我已經工作了好幾年，已經是行業內的老手，經過我處理的事情和方案一直得到認可和讚賞，只是我那種心跳的感覺和四肢發僵的毛病仍然跟隨著我。只是形式上稍有改變。

現在我並不是看到主管而害怕，而是如果主管或客戶問起我工作的事情，我會心生憤怒。然後臉部表情會不自然，四肢發僵。坐在我旁邊的同事有時很不理解我這種表現，她不知道我為什麼如此憤怒，我自己也很不解。為什麼呢？

電話響起、主管說起、客戶問起，不管是什麼樣的話題，我每次都會聽到自己的心跳聲，也能感覺到自己臉部表情的僵硬。

等我靜下心來，不帶任何評判的看著自己內在活動時，發現了一些模式：

原來每當主管或客戶向我問起工作的時候，我內在首先進入一種防禦狀態，我會認為，主管和客戶是過來為難的、是過來挑毛病的，於是我就開始憤怒、發抖；對電話的感覺也是如此，只要電話響起，我就會認為這是客戶或有誰在向我追究責任……

由於這樣先入為主的假設，也就成形了後來模式化的反應。

我繼續關注自己的內在狀況：我發現自己內在有很多假設的、虛幻的恐懼，我發現自己希望受人歡迎、希望完美無缺、希望事事順心、希望一切在把握中。由於持有這些希望，內心充滿著恐懼和擔心，擔心事情發生意外、擔心出現掌握以外的事情、擔心受到指責、擔心讓人失望。

我們這樣擔心著，同時也萬分排斥著，所以就產生一些自我幻想所產生的消極防禦。這個與我們本性具來的自我保護功能不同：我們本性具有的自我保護功能並不假設危機狀況，它不會思前顧後，它只是當下反應，這是一種積極、自然、放鬆狀態下的保護和防禦；而我們頭腦中的恐懼所產生的保護和防禦不是當下的，很多時候是先入為主的，思前顧後的，消極、人為、僵硬的戒備。

我一直靜靜看著內在，也積極採取措施：首先我告知自己很安全，自己工作已經很出色，即便存在一些不足，那也正常；每個人喜好是不一樣的，我就喜歡紅色，卻遇到了喜歡白色的客戶或主管，他們會說我做得這個風格不好，難道真的不好嗎？未必，只是他們的喜好不一樣而已。我會根據實際情況應對，無論我是堅持還是放棄己見，那都與我的本質無關，我不再拿這些來證明自己是「對的」、「有價值的」、「能幹的」……我的憤怒慢慢變得少些了……

後來，有一次我隨朋友去參加了一次太極拳的課。

第一堂課，老師介紹說：太極就是修心，透過對身體的觀照來察覺身心的互動。很多病症都是身體的僵硬和心理防禦所引起的，而身體僵硬其實就由心理防禦所導致。現在的人都不懂得如何放鬆了。

你信嗎？我們不會放鬆這件如此簡單的事情。

是的，放鬆並不是我們以為的那樣簡單。想要放鬆，必須心罣礙。如果心裡有很多緊張、焦慮、顧忌、期待，那麼我們的身體必定是僵硬的。放鬆是一種自然狀態，並不是努力學會的技巧，放鬆是我們與生俱來的本質。

老師接著介紹說：「你不可能獲取放鬆，你不可能主動達到放鬆。放鬆是一種發生，當它發生並遍布於我們身體時被我們覺知為「放鬆」，它是一種心的品質，是心的氣息。我們透過練太極試圖達到這樣的品質。當然，只是試圖，至於是否能達成，這個全在於你們的悟。太極拳的精髓是無為，而太極拳運動是十分主動的。隨著太極運動，我們會慢慢忘掉身體，而成為運動本身……」

我聽得入迷，這是太極拳還是心理課程？不對，我又在主動分析了，實際上它們雖然看似是兩種東西，但殊途同歸，指的是一個東西。我從此喜歡上了太極拳。

緊張、發僵都是心理防禦的身體反應，還有模式化的動作、表情以及情緒等，進而就是各式各樣的病症。

原來我們不會放鬆的是心，一味去放鬆身體只是自欺欺人。我們的心有太多束縛、掛念、欲求，由此產生過多的焦慮、防禦、失落，所有這些又都凝結在我們身體的各個部位。

心罣礙，活在當下，屆時我們就是最有力量的。

## 聽力有問題VS不想聽你嘮叨

任何強制性、機械式的重複都會影響對應感官器官對這種「刺激」的敏感度，要麼敏感度下降、要麼產生某種應對模式。

強強的媽媽非常強悍，她會一天到晚說個不停，因為強強和爸爸總是讓她操心：強強，作業寫完了才能玩啊；吃飯之前要洗手；睡覺之前要刷牙；把鞋放好；吃飯不能太急；不要挑食；坐姿要正，男孩子要像男子漢……老公你得幫我做飯；今晚你得洗碗；明天你去接兒子；你炒的菜太鹹了；開車要慢點；隔壁的夫妻又買房子了；老劉出國旅遊了……

忽然有一天，父子倆被強媽的尖叫聲「驚醒」，強媽正掐著腰，怒目橫眉看著他們倆，並大聲訓斥：「難道你們沒聽見我在叫你們嗎？」

父子倆面面相覷。什麼時候叫我們了？沒有啊，我們真的沒聽見……

從此這樣的事情越來越多，強媽的抱怨也越來越多。隨著事態越來越嚴重，強強一家人都覺得不妥，父子倆拍著胸脯說他們真的沒聽見強媽在說什麼。

難道是聽力出了問題？兩人同時出問題？這也太離譜了。

去醫院檢查，聽力正常。平時在公司以及在學校，父子倆的聽力也沒覺得不對。只是在家的時候總是發生「聽不見」的事情。

一家人都很無奈，甚至懷疑居住的房子是否存在風水問題。

其實，問題確實出在這屋子裡，但並不是因為其風水的問題，而是這屋子裡有人太嘮叨了。使得父子倆聽力「疲勞」了。

心理學上有個「超限效應」。意指當人們接受過於頻繁、重複、單調以及過強的刺激時，出現不耐煩、忽視及反抗等行為或心理反應。

美國著名作家馬克吐溫有一次在教堂聽牧師演講。最初，他覺得牧師講得很好，使人感動，準備捐款。過了十分鐘，牧師還沒講完，他有些不耐煩了，決定只捐一些零錢。又過了十分鐘，牧師還沒講完，於是他決定一分錢也不捐。等到牧師終於結束了冗長的演講開始募捐時，馬克吐溫由於氣憤，不僅沒有捐錢，還從盤子裡拿了兩塊錢。

強強父子倆同時發生聽力問題實屬罕見，但卻真實。強強父子倆的情況，我也觀察到自己生活中存在的一些跡象：

兒子太好動，總是喜歡往外跑，總是想著去找朋友玩。由於外界的潛在危險太大，需要注意車輛、需要防範不懷好意的陌生人、還要注意玩耍當中的安全性等等，所以每次他出去玩我都會叮嚀很多，起初他會認真聽；後來，還沒等我說完就嗯嗯嗯的，已經跑遠；到最後，連嗯都沒有，他說他的（交代自己去哪玩什麼之類），邊說邊跑……甚至有時我們根本都沒允許他出去，他都會跑出去，喊他也不聽，需要追出去，提高嗓門才會引起他的注意和回應。

此類看似聽力問題，實際上是聽力器官——耳朵對嘮叨的疲勞。實則是被嘮叨者在心裡對嘮叨的厭倦和反抗。輕度的「左耳進右耳出」是聽覺感官層面的麻木。古人云：「入鮑魚之肆，久而不聞其臭」，而重度的「選擇性失聰」是心理層面對「嘮叨」築起了防線，以漠視來表達自己的反抗，即使聽到了，大腦對資訊也不會攝取和反應。

很多女性總是愛嘮叨，尤其對自己的孩子及老公。她們巴不得透過自己的嘮叨，把孩子和老公改造成完美無可挑剔的超人，而實際上強制性、機械式的嘮叨往往適得其反，常常從忠告到噪音都成為「靜音」。

長期嘮叨，致使被嘮叨者在身體上出現聽力麻木或罷工現象，甚至還會危害心情，使得被嘮叨者不願意回家或者盡可能不回家。

嘮叨，它是外在的刺激，它到底能起到何種作用卻取決於被嘮叨者內在感受和態度。過度的嘮叨常常適得其反。

在生活中我們經常會是嘮叨者或者被嘮叨者，抑或兩者都是。然而是否曾察覺過自己和對方的內在活動呢？我們有多少次與對方真正溝通呢？尤其是與我們朝夕相處的家人。

溝通是一種藝術，是一門科學。請大家放下習慣以自我為中心的嘮叨，讓家成為真正成長、學習和愛的港灣，而不是控制、反抗和逃離的戰場。

## 頑固手癬VS自我懲罰

曾經有一個人，因為得了「頑固」的手癬而嘗試過多種治療方法，但一直沒被治癒。

所謂「頑固」並不是醫學鑑定的不可治，實際上這個手癬到醫院檢查都未曾查出過任何異常，每次醫生都會說「沒關係，用點藥就好了」。然而它沒好過，它總是反反覆覆。手癬的反覆讓這個人「麻木」，他知道它過一段時間又會好起來，儘管每次它出現時讓他癢得很難受。

手癬一直伴隨著他，當它發作時手心上不斷出現小小的水泡，癢得他忍不住用力撓，撓得出血破裂，然後那個裂痕很長時間不癒合，周圍還不斷脫皮。滿手心發紅發紫的的裂紋和偶爾裸露的皮層下面的嫩肉，讓看到的人常常為他擔心，甚至有一次，一個朋友在他旁邊悄悄哭起來，問其原因，答「我心疼你的手」。

……

有一次這個人去超市買東西出來時，遇到了一個在超市偷東西而被抓的小孩子。小孩子正低頭哭著，保全正在詢問他家長的電話並跟他說處罰的事情。

這個人在旁邊看著，手上的癢好像愈加難耐，他用力抓著，同時似乎看到了曾經的自己：記憶當中自己跟這個小孩子差不多大，他也偷了東西，但並沒被指認，他很慶倖。

每每想起這件事情他都會很內疚，心如刀割般劇痛。他想彌補，但如何彌補呢？他覺得無論如何彌補都於事無補了，能彌補的只是價碼，但自己所作出的這種行為，如何彌補呢？「我就是壞蛋」。

從此他內心深處一直藏著這個「壞蛋」，他無法原諒自己會有如此一面，他覺得壞蛋就該受懲罰。

他看著這哭泣的孩子有點羨慕，如果自己當初被指認了、被懲罰了，是否心裡好受些呢……

但，不行啊，我自己都不能接受如此不光彩的事情，如何讓別人接受這般醜陋的自己呢？

不行。於是他又慶倖。他想「我寧願死了也不能被指認，不能被人說自己是小偷」。可是，那件事一直沒過去。

自古以來「偷竊」是被人唾罵的行為，我們內心對此萬般不容，小偷一旦被發現就會遭遇「老鼠過街人人喊打」的下場。它不被社會接受，不被我們的道德意識接受。

說起偷，著實讓我內疚和自責。是的，上面那個得了頑固手癬的人就是我。

曾經我是「小偷」，偷拿了同學的練習冊，驚慌當中好像露出了馬腳，同學和老師看似有些察覺，但又無法確定。

老師跟我談話：「看一個人，要看她的明天，不看她的昨天。犯錯誤不可怕，知錯改錯還是好孩子。」

我始終沒有承認自己拿了那本練習冊，但心裡一直堅信老師在看我的明天，而不計較我的昨天。

於是，我發誓要做一個好人，不再犯錯。我一直努力著。

當年一群孩子們都住在學校，時常發生丟東西的事情，而那次偷竊後，我總覺得一丟東西大家都在看我似的，我心裡有深深的不安。

當年班裡有個很成熟的同學，是從高年級轉到我們班的，她非常有心計的對我說：「我們村子有個算命的人，看得非常準，弄丟東西大家都會找他，他能指出是誰偷的……」

她看著我，估計是想看到我臉上的慌亂和躲閃吧。

然而，我何嘗不希望有這樣的神仙啊，我多麼渴望洗脫，「這次不是我，真的不是我。」

……

「偷」在我的心裡烙下了深深的傷痛，以至於我從那時起手上長癬。而有意思的是，當我離開家鄉去遠方求學、工作後，手癬好像好了，但後來發現我的手癬並沒有好，每次回老家，我手上的癬就會發作，哪怕只是回家住一晚。媽說：「怎麼每次回家都這樣呢？」有很多疑問，我自己也不知道，如此過了將近二十年。我手上的癬一直伴隨，每次回家時它會如約而至，成為我每次回家的印記。

近幾年，隨著自我觀察的深入，我偶然意識到手上的癬與偷竊的關聯，我鼓足勇氣去承認自己的過錯、去懺悔，之後我的手癬真的好了。至此已經過了三年，期間我回過很多次老家，但我那頑固的手癬沒有再發作過。以至於家人偶爾會問起「咦，你的手癬沒發作啊？」

現在我已非常確定，我的手癬與我不接受自己的直接關聯。我曾經如此迫切想逃離那個犯錯的地方，想丟掉那個醜陋的自己，但那個我一直在那裡，每當我回家時都會跑過來抓住我，用自我懲罰來表達自己的內疚。

是的，我看到了，我鼓足勇氣擁抱了過去的自己。我不是受害者，我是一切的根源。

我一直試圖透過內疚和自我懲罰降低罪惡感。然而我發現：內疚和自我懲罰不是解決問題的根本辦法。內疚和懲罰一般是在「自我」的層面，「自我」希望打造完美的形象，它沒有勇氣去接受自己醜陋的一面，所以把那些醜陋的自己割裂在一旁，對其懲罰，「完美」的自己在一旁無奈表達著內疚，從而找回內心的平衡。

的確，內疚和自我懲罰可以降低罪惡感。

研究顯示疼痛減少內疚。澳洲的大學曾做過這樣的實驗：將六十二個志願者分成三個小組，並要求其中兩組人用筆寫下他們曾經拒絕或刻意疏遠某個人的一段經歷。第三組人則隨便寫一些日常的活動。之後，志願者們填寫一套標準的心理學量表，其中包括對內疚的測量。接下來，一些人要把他們的手浸到一個冰桶中，並且堅持得越久越好；另外一些人則把手放到一桶溫水中。經過冰水考驗之後，實驗者讓他們評估感受到的疼痛程度，同時再次測量了他們的內疚感。

結果發現，寫下拒絕某人經歷的人把手放在冰桶裡的時間比記錄日常活動的人更長，他們報告的疼痛程度也更高。更讓人驚訝的是，那些把手放在冰桶裡的人感受到的內疚只有放在溫水裡的人的一半。

內疚和自我懲罰有助於「自我」的心理平衡，同時內疚感這種特殊情感的存在對人際關係的維持和改善是有益的。它能驅使人們採取更多親社會行為來修補受損害的社會關係。

儘管疼痛、病症或者自我懲罰可以緩解內疚，但它不是最好的。實際上，如果我們有勇氣直接面對事情發生的現場及細節，那才是最有效、徹底的解脫方法，這不單是對當事者表達歉意、補償，更重要的是接受犯錯誤的自己，如此我們才可以完整且健康的繼續前進。

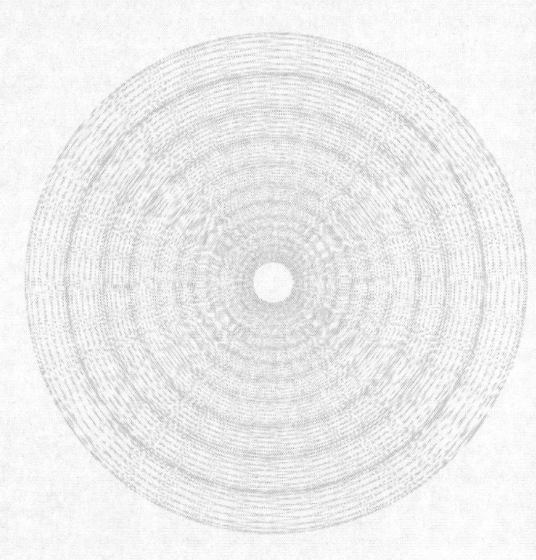

# 第五章
## 病症是我們內在智慧的顯現

無論自我如何狂亂狡猾，無論本我如何恐懼衝動，但「我」的內在另有個高度智慧的存在，它會一直指引我們活得自由、真實且能感受生命之流的溫暖和力量，當我們過於偏離生命的本意時，它就會出現，目的就是為了讓我們清醒。

在「真我」層次的病症，一般都會帶來深刻的感悟，這些病症是智慧的安排。

生命是個奧祕、奇蹟。所有的成長、所有的流動、所有的靜止、所有的瞬間、所有的存在都是生命，是整體、一體。

我們不僅僅是這個看得見、摸得著、感覺到以及可以被推理、被證明的「已知」。我們已知的「不知道」已有很多，那麼，我們不知道的「不知道」呢？

智慧傳承一直在試圖告訴我們「存在、無限、合一、愛、永恆……」，然而這不是知識，是體驗，是成為。我們如何用「蘋果」兩個字，亦或是透過有關「蘋果」的描述，讓一個不知道什麼是「蘋果」的人知道蘋果的味道呢？

「病症」這兩個字不是病症它自己，我們知道和討論的「病症」也不是它自己，它時常發生，幾乎在我們每個人身上都發生，而那發生在我們身上的，已被知道的，也許也不是它。是的，也許，因為我真的不知道。

佛陀死了。因病而死。

佛陀圓滿具足，怎麼還是病了死了呢？

莫非，圓滿具足包涵病症和死亡，莫非這些都是目前我們尚未知道的生命的另一部分？

不知道。

是的，我們尚不能用科學驗證來證明關於高我、真我、超我或者關於整體、合一、無限等超過我們目前認知範圍的未知。

任何發生的，都是合理的。

合理在發生，我們卻認為它不合理，故此我們看不到它的合理。

無論如何，就讓我們嘗試去找一切發生的合理性吧！尤其那些我們一直以來不肯接受的，關於死亡和病症，關於它們發生的合理性。如此我們至少多了一份發現合理的可能，如此我們至少可以更樂觀看待生命。

## 我們需要為自己的過錯表示懺悔和贖罪

當我們在自我層面認同、塑造和維繫自己的時候會產生很多衝突，很多評判，很多掙扎，因為自我必須以分裂對立作為前提，必須經過比較評判才能找到存在感。分裂的結果就會導致我們內在「對的」、「正確的」、「道德的」一方將會懲罰「不對的」、「不正確的」、「不道德的」一方。

「懲罰」，必須要有對立面，要有對錯之分。當我們內在存有兩個或以上的評判，內在產生對立分裂並以對錯之別來批判時，懲罰便產生了：或是疾病纏身，或是精神不振甚至是招致不測。

「懲罰」無法帶來成長，因為它缺乏智慧、缺乏對真相的認識。而懺悔和贖罪就不一樣，它並不以對立分裂作為前提，而是以包容性、整體性作為前提，為自己所作所為所導致的後果採取接受、承擔以及補救的意願態度及行動。懺悔、贖罪具有強大的力量，無論是粗糙層面還是精微層面。

從粗糙層面來講，假設有人犯了錯誤而主動過來認錯並做出些補救行動，那我們會怎樣呢？大多數人都會或早或晚的被懺悔者感動並最終原諒他的過錯，這是一種常識性的結果。而在精微層面它也有實際作用，當一個人對自己的過錯真誠懺悔時，他的內在心境會產生變化，進而所散發的能量（波動）也會產生變化，這種精微層面的變化反過來影響懺悔者的處境，甚至也會影響懺悔對象以及其周遭環境的種種。經過真誠的懺悔，人們可以得到奇蹟般的療癒和解脫。

有個媳婦得了重病，被醫院判決「死刑」，然而她不願意放棄，她去寺裡燒香拜佛。在這裡，進進出出的盡是些求健康、求婚姻、求財富、求平安、求順利的或老或少、或單行或結伴而來的人們。

婦人聽說這裡的香火很旺，有求必應，於是她開始真誠請求佛祖讓她再多活幾年，讓她看著兒子長大成人……

旁邊有個慈眉善眼的老人一直看著她，開始只是點頭笑笑，進而狂笑不止。

婦人好奇，上前請教。

老人說：如果你要去求某人辦事，你是否首先得認識這個人，至少知道他住在哪裡，並且能聽懂他的語言，願意遵照他的教導去做，這樣才能接受到他的幫助。然而，你們現在求佛，首先不知道「佛」這個人什麼摸樣、什麼性格、住在哪裡、說的是哪種語言，更不明白他的教導。你是否以為這個塑像就是佛？你是否以為佛就住在寺裡？你是否以為佛也如貪官，要看你所送禮品（供養）的貴賤高低？

佛啊，其實呢，他不是一個外在於我們的存在，他就在我們的內在，是我們本有的面目，佛不是說了嗎，「眾生均有佛性」，這個佛性就是我們本來的面目，佛不住在寺廟，佛住在我們每個人心裡。

老人：對，所有這些，剛剛說過的，這些都是佛所教導的部分內容，他一直在教導人們從自己的內在尋找和發現佛，但我們都誤解了他的教導，總是外求。還有，佛認為命運不是定型的，命運是可以改變的，但這種改變的產生並不是因為佛他老人家出手相救，而是命主本人的所做所為產生改變，即佛所教導的改變命運十善業的造作。十善業，估計很多拜佛的人都耳熟能詳，甚至能夠如數家珍說出身業有不殺生、不偷盜、不邪淫；口業有不綺語、不兩舌、不惡口、不妄語；意業有不愚痴、不貪欲、不瞋恚等。那麼，你來拜佛，你是否認同他的教訓，是否願意遵照他的教導？你有沒有想過自己造了哪些惡業？你自己去想想吧。解鈴還須繫鈴人啊，只有你自己才能救自己。

婦人已經在生死邊緣掙扎，沒有更多辯論和質疑的欲望，回顧自己的一生，在內心深處憑良心而講對婆婆確實不夠尊敬和善。往事的一幕幕都展現在眼前，她感到很慚愧，她無任何辯解。

回到家，婦人跪在婆婆面前，自結婚進門後第一次叫了一聲「媽」，並且泣不成聲。她闡述自己的過錯，表達自己的懺悔，她並不期待婆婆的原諒，只想讓自己少一份遺憾。

婆婆開始非常震驚，接著也很感動，抱著兒媳哭成一片。

從此家裡充滿了溫馨歡愉，每個人都感到滿滿的幸福，以至於忘了婦人被判「死刑」的事情。

過了好幾年，這家人依然延續著幸福。

病症的顯現是含有內在智慧的，煩惱即菩提。婦人因絕症而求助於佛，「佛」（內在智慧），又反問現狀（絕症）……到底做過些什麼？

拯救婦人的並不是佛，而是她自己。婦人透過懺悔，把自己的偏見、狹隘及無知放下了，帶著充滿柔軟感恩的心去擁抱生活，在自己的內在點燃了生命延續的力量。

懺悔和贖罪原本就是佛教用語，即一個人對自己的過錯表示接受、改正和補救，最終希望得到寬恕和救贖。而且佛法中的確有懺悔法門，也有很多實際應驗的例子。

我認為懺悔和贖罪雖然帶有宗教意味，但它不是盲目和憑空捏造的，只是我們不懂其背後的意義。在我看來，懺悔法門其內在的深意還是萬物平衡和諧發展的意思。

# 第五章　病症是我們內在智慧的顯現

平衡是大道。世界上沒有絕對的好壞對錯，世界上萬物發展都在不斷尋找平衡中發展。平衡、不平衡、平衡、不平衡，這是正常的。動態的平衡是生命的韻律，而靜態的平衡，它缺乏柔軟和適應性，早晚會被淘汰或消亡。

我們來到這個世界是為了玩一個「發現生命意義」的遊戲，遊戲規則是先忘掉「生命意義」是什麼，遵照遊戲規則，有的人暫時忘掉，有的人假裝忘掉，有的人則真的忘掉。以忘掉為前提，我們就開始了探索生命意義的旅程。此旅程是用「未知」鋪成的，於是我們經常會深一腳淺一腳，而那深了或是淺了的步伐都沒有對錯之分，如何找回平衡才是最重要的。

病症、不測等有時就埋伏在生命旅程的途中，它們是為了提醒我們時刻用心腳下，時刻反省和總結。經過不斷反省和總結，也許有一天我們會找到一個平衡法，於是我們就如履平地，很快走到另一端，然後發現，哦，這是個遊戲，哦，原來我們用心走過的每一次、每一刻、每一種都具有意義。

我們的身體，我們的本我都具有智慧。

身體具有自我保護和延續的智慧，它會以生命載體的身體為單位，維護其平衡，它會為我們傳信，這個層面的平衡，我們稍稍留心，也容易發現。

而我們另有個高我、真我的存在，它會從我們生命發展的角度以及整個宁宙平衡的角度為我們尋找平衡點。

懺悔的關鍵是知道問題出在哪裡，然後杜絕。而不是知錯改錯，下次再犯。透過懺悔清洗自己的心靈，心靈柔軟了，而煥發出生機；透過懺悔得到對方的原諒，而放下掛礙。

## 病症提醒我們未盡職的責任

懺悔是我們自己認識了錯誤，主動去悔改和補救，而如果我們久久不能認識自己的錯誤，不能去補救，那麼生命會啟動自己的智慧，強制讓我們去承擔。它並非是某種外在的力量的脅迫，而是我們自己內在的真我，本性智慧的自然運作。

當「自我」以個體「自己」及所屬「自己」為利益點往外擴張時，會遇到其他的「自我」，從而發生種種衝突和不平衡，這是分離為前提的「紛爭」，然而真我是整體，是一，一切都在其裡面發生，一切都歸於和諧平衡。

當「自我」破壞平衡時，這種失衡狀態也會在它裡面顯現，因為它也在整體裡面，故此「自我」儘管以分離狀態極力維護自己的利益，但那個失衡的「痛」會使它心神不寧甚至遭遇一些病症。

有一個生意人肇事後成功掩蓋了事實，僥倖逃脫了法律的制裁，然而他得了妄想症，總覺得有人在偷偷盯著他並試圖要殺他，更糟糕的是，也許是因為神心不寧的緣故，公司業績也開始急劇下滑。

他終於忍不住心靈煎熬而放棄了繼續掩蓋事實的舉措。儘管那件事情已經過了八年，儘管受害者家屬都放棄了尋找肇事者，儘管警方沒有任何能夠找到他的線索。

他自首了，同時也透過家人向受害者家屬表示深深的歉意，並商議補償事宜。

自事故發生以來，整整八年，他第一次在監獄裡香香的吃了一頓並美美的睡了一覺。

是什麼促使他在完全可以逃脫並推卸責任的時候又做出主動承擔的舉措？是我們的良知，我們的良心。良知良心是一種不受制於本我、小我之意願及規則的力量和智慧。

良知（良心）是個道德現象，同時也是個宇宙現象，是推動萬物良性發展的「結構」或「系統」。是的，它不僅存在於我們人類內心，它更存在於萬物發展的原意及規律當中，它不僅是意願、也是規則，更是力量。

就以人類社會來講，良心、良知是維繫社會長遠發展的保障。良心推動良性循環，當良心喪失時整個群體，整個社會便遭遇磨難及不公。種瓜得瓜，種豆得豆，這是自然法則，也是因果法則，循環法則。大氣汙染、環境破壞等使得我們承受各種天災，而反過來想想，這是天災嗎？難道這個天災的初因不是人禍嗎？

無論天災還是人禍，關於大環境的災難，暫且可以不說，因為我們尚無勇氣承擔這麼大的責任，更無智慧看透其間的關聯。我們就以傳統美德所宣導尊老愛幼、孝道等來舉例，這不僅僅是口號，而是我們作為人必須要盡的責任，如果我們愚昧到連父母親情都拋卻，那麼這樣的人，即使沒有疾病不測，但活著還有什麼意義呢？實際上，他們終會有報應：

有一個男人，中年得子，甚是溺愛，含辛茹苦拉扯兒子成人，辛辛苦苦供兒子上完大學，兒子西裝革履，紅光滿面，自己卻衣衫襤褸，飢腸轆轆，省吃儉用幫兒子買了房、娶了妻，自己也老了。然而兒子不孝，在一個風雨之夜將他趕出了家門。老人來到一個破廟避雨，老人很傷心，仰天長嘆：佛祖呀，為什麼對我這麼不公平？在一道閃電過後，一個更蒼老的聲音說：「這是報應啊。」這時老人看見一個比他更老的人從破廟角落裡走出來。老人大驚：「你是佛祖嗎？」更老的人說：「混蛋！在二十多年前你就把我趕出來了，我是你爸爸呀，你已經不認識我了？」

該故事讓我想起了某個公益廣告：有個兒媳在為婆婆洗腳，而其年幼的兒子看到媽媽的作為後去學著媽媽，端著滿滿的水盆稚嫩的說著：「媽媽，我也幫你洗腳。」

非常好。父母就是孩子最好的老師，如果我們自己的所作所為不盡孝道，那麼我們的孩子也會以同樣的作為來回饋我們。這種現象及後果並不需要科學驗證及佛法因果律來解釋。

《孟子》將惻隱、羞惡、恭敬、是非之心稱之為良心，主張人應當注意找回被流放的良心。是的，我們該承擔的必須承擔。這裡所指責任，不僅僅受限於法律或規定所界定的責任，更有內在良知所掌控的，依附於宇宙法則，大自然法則的承擔。盡責任、盡義務，這些看似空白無力的道德意念具有比我們想像更大的影響力。

中醫研究發現，我們在傳統文化所宣導的仁義禮智信這方面的承擔不及或做的不夠好時會被相應的疾病纏身：

「仁」對應木，對應春天，對應仁愛、慈悲、良善，同情心。對應肝臟。如果我們的所作所為缺乏仁愛、在這方面缺乏承擔，那麼我們會得一些肝臟、眼睛方面的疾病；

「義」對應金，對應秋天，對應義務、責任、道義、公正。對應肺。如果我們在

「義」方面做得不夠好，那麼會得肺病，呼吸道疾病等；

「禮」對應火，對應夏天，對應心臟，對應明朗、上進、秩序、五倫關係。當我們不明朗、想不開時，心裡會產生仇恨，容易傷到心臟，導致心臟相關的疾病；

「智」對應水，對應冬天，對應腎，對應謙虛、接納，洞察真相的力量。缺乏「智」的人容易得腎病、耳病等；

「信」對應土，對應四季長夏，對應脾臟，對應誠信。缺乏誠信的人容易得脾胃不適的病症；

上述只是疾病與我們所作所為之間的一些關聯分析，但不是絕對的，所以大家千萬別對號入座。

萬物為一體，為和諧平等平衡的整體。我們需要為自己的所作所為負責，無論我們如何逃脫，扔出去的石頭早晚會落在我們的頭上。

## 面具製造痛苦，真實帶來力量

人們常常礙於面子或者為了迎合某種好的標準而違心做一些事，這種假好人現象非常普遍。

當好人很好。但這個「好」不是由外人說了算，而是我們自己內心的感受才是最終的答案。

當我們為了避免某種輿論壓力而充當好人時，心裡會產生煩躁、壓抑、無奈、委屈、憤怒，這是必然的，因為我們是為了討好別人，迎合大眾標準，並非發自內心。我們很多時候是假好人。我們常常壓抑自己的真意，常常對自己的所作所為有不情願，這種狀態不僅讓我們心煩，還會讓我們遭遇疾病。然而，很多人認為真實表達自己有難度，甚至認為會為自己帶來阻礙。

是的，這是因為我們是社會人，我們需要獲取社會群體的認同，所以我們有一種擔心，擔心一旦自己的作為不符合主流社會觀，有可能遭受群體的排斥。這裡的擔心是一種外求的擔心，求得認同的擔心。這種對認同的外求，讓我們不敢真實，讓我們帶上面具，讓我們左右搖擺於各種喜好評判當中，讓我們喪失力量。

莎士比亞說「對自己真實，才不會對別人欺詐」。

「真實」是一種力量，而且是非常強大的力量。我們與自己內在的「真實」連接，就擁有源源不斷的力量之泉，並且可以處於全然自由的狀態中。

我們帶面具很長時間，使得讓自己也陷入了面具裡，常常分不清到底什麼是自己的「真實」狀態？

真實，我想應該是每一刻每一步持有無拘無束、無期待無恐懼的內在狀態。我們之所以痛苦煩惱，之所以病倒是因為我們內在有束縛、有期待、有恐懼，我們活得不夠真實。

就以我自己的感受來講，活出真實是個不斷解放自己，了解自己的過程，不斷與自己內在連接的過程。

一直以來我是不太會「拒絕」別人的人。我總是擔心我的所作所為帶給別人失望或傷害，於是我常常做出違心的事情：

比如，狂商場買東西：如果我的同伴說這個衣服好看，並且強烈推薦，那麼儘管我自己不怎麼喜歡，但也會購買。我擔心如果我不採納對方的意見，她會傷心、失望。我的衣櫃裡有好多這樣買來而沒穿過的衣服，儘管我曾努力試圖把它們穿出去，但我就是不喜歡，一旦穿上，我會感到渾身不自在。

比如，朋友、熟人向我借錢：如果是我力所能及的範圍之內，我會借給他，儘管有時心裡不是十分願意，但這種「不願意」的痛苦比「拒絕」的痛苦好受一些；如果超出了我的範圍或者正好手裡沒錢，儘管這是我真實的狀態，但我仍然非常痛苦，因為我會覺得人家肯定不容易，肯定是萬不得已才開口向我借錢的。

比如，工作當中：同事及下屬做出的成果，在我看來可能還有些不足，但我還會認為「他們已經盡力了，已經用心做過了，如此盡心盡力做的成果被人否定是個打擊」，於是儘管感覺還有不足，但讓他們重做的情況很少，很多時候是我自己動手去完善。

所有上述例子，在工作和生活中經常遇到。我有很多違心的時候，也因此而產生很多焦慮、憤怒及擔心。

然而，忽然有一天我發現，其實所有我擔心的，只是我按自己的方式在「擔心」而已，我在用自己的模式看待、解釋和處理我所面對的外在事物。不願意被人拒絕、恐懼被人拒絕是我內在的模式，而我卻把此模式當作普遍真理，進而為了不讓他人承受此模式的傷痛而自己承受著不情願。

這些經歷曾經讓我病倒，也常常讓我心裡產生堵塞。

現在，我看到了自己的模式，自己的恐懼。

記得有一次，我實在無能為力，痛苦地拒絕了某位朋友，事情過了好幾天，我心裡一直放不下，於是忍不住打電話過去想再次解釋一下自己的無能為力，也想順便安慰一下朋友，然而還未等我開口，朋友卻高高興興的，一副沒有發生過任何事情的樣子講述起其他事情。是的，所有那些被拒絕的傷痛發生在我的內在，是我自己在折磨自己。

就在此刻我忽然覺得，帶著角色面具並不是痛苦的根源，而掉落在自己的模式裡才是痛苦的根源。是的，那個面具也是我們的一部分，我們以自己的認知及思考來精心製作了這幅面具，戴面具的目的是為了讓自己好受些，讓自己在熟悉的模式裡熟悉的痛下去。

## 病症是當頭棒喝，拉我們回到當下

有個事業有成的朋友，在長時間的拚搏之後終於病倒了。

那天，他病倒在會議上，家庭醫生馬上趕到現場並且建議他立即住院。朋友不肯，不行啊，有那麼多未處理的事情。

他一直在擔心著，一邊部署和指導員工工作，一邊又不斷地處理著客戶電話。如此又拖延了三天，最後再次倒在辦公室，並被救護車送進了醫院。

他在醫院昏迷了三天，當他醒來後充滿焦慮地問守在床邊的妻子及助手：現在是幾點了？產品發布會開沒開？給A客戶的方案是否還需要修改……

當他的問題一一都得到肯定答案後他有點懵了：啊！我在這兒躺了三天！原來我也可以不工作三天！原來沒有我，太陽照樣升出來！

此後，他慢了下來，下放了好多許可權，以信任和欣賞來鼓勵著所有的工作夥伴。他的確感受到自己並非是獨一無二的，自己並非是不可或缺的。

他心裡的忐忑和不安越來越少了，他越來越多地融入到生活當中，享受當下，享受與兒女嬉鬧的幸福、與妻子細語回味的甜美以及清晨的細風、午後的小雨、夕陽的壯麗……

他現在回想自己曾經的忙碌，常常感到不可思議，自己怎麼就從來都沒想過可以這樣慢下來，停下來呢？

努力奮鬥可以是生命活力的展現，同樣也可以是恐懼擔憂的代名詞。

如今，我們的心越來越多的不在當下，越來越多的忽視當下每一刻的發生，這樣的結果，讓我們常常活在對未來的恐懼當中。

日本大地震過後沒幾天，我聽到電梯裡兩個女子的談話：

甲女：咱得趕緊買車啊！

乙女：為什麼要買車呢？又塞車又限號，何況油價又那麼高。

甲女：買了車可以更快地逃難呀！

乙女：……

甲女：如果地震了或者發生什麼災難，可以開車跑呀，一家人正好能坐下，還可以裝吃的用的……

甲女在自己成功逃難的想像中陶醉著。

甲女的購車動機讓我們很清楚地看到她內在的恐懼，讓我們看到她是如何地活在對未來的擔憂當中。

我們總是如此容易脫離當下，總是如此容易的以對未來的擔憂和過去的傷痛來填充當下。而實際上，那個「擔憂」不在當下，那個「傷痛」更不在當下。是我們把它們帶入當下的。

前些年的時候，我一直放不下一段情感的傷痛，是的，不是放不下感情，而是放不下那傷痛，那是一種不斷找理由貶低自己的傷痛。我總是一次又一次回到受傷的過去，一次又一次否定自己，使得自己沒有談情說愛的勇氣。為此我做過前世催眠。

經過催眠師的引導我很快進入催眠狀態，而且也很快回到了「前世」。

看似是明朝時期，我與一位男子在自己家花園中彈琴。非常甜蜜的畫面。原來我和他是「兄妹」。原來他是父親義兄的兒子，義兄夫婦倆不幸早逝，把兒子託付給了父親。

父親一直把他當作兒子看待。

隨著年齡的增長，我們的心理有了懵懂的愛。

我出於女孩子的羞恥而一直沒開口，何況哥哥一直跟我在一起，何況周圍人都認為我們是天生的一對；他好像也喜歡我，但他一直沒表白。我們甜蜜且矜持的過著每一天。

忽然有一天，父親宣布：把我嫁給鄰村的一戶人家。我一直盼著哥哥能夠跳出來向我表白，向父親表白，但他一直保持沉默。

出嫁那天，他站在我必經的路上吹笛送行。

我對他的沉默非常不解，也感到非常傷心，我確信自己是不值得被愛的。

我們慢慢的老去。

一天，有人捎信給我，據說他將不久於世。

當我風塵僕僕出現在他面前時，他已經睜不開眼睛，只是輕輕說了一聲「下次再見吧」。

催眠結束了。我對前世情人及今生有緣的關聯並沒有太大的興趣，但確實有一些感悟：我總是在心中有愛時不勇敢去表達和爭取，而後又不停拿這些錯來傷害自己，一次又一次去證明自己是如何的不值得。

我沒有勇氣愛，原因不在前世，而是在我自己抓住過去的傷痛不放。

我有一種深深「不值得」的傷痛，是來源於過去受傷的記憶，即使生命中發生很多愛和美，但我總是不相信，不相信我可以擁有愛和美。

當老公看著我深情的說「你的眼睛真美，你的嘴唇真美……」時，我不相信，我會重複的問他「是真的嗎？」

我為何總是受傷呢？我從「傷痛」跳出來看了一下：嗚，原來我沒在當下，沒在當下的生命當中，從而我看不到美。

我們內在的智慧時常會指引我們活在當下，它會運用病痛來提醒我們，透過病症把我們的意識強制性的拉回到身體上，拉回到當下。

身體是我們與自己連接的最近的路，身上的病痛是拉我們回到當下的智慧。從我們的身體開始，從我們的病症開始，看向我們自己的內在。

當下此刻，一切都在，一切都好，我們的病痛正在努力把我們帶入當下。

## 病症只是為了體驗

從前，有一個靈魂，它知道自己是光。這是一個非常急迫想要體驗的新靈魂。它說，「我就是光」、「我就是光」。但所有的了解、所有的說法，都不能替代它對光的體驗感知。在這個靈魂出現的王國，除了光什麼也沒有。每個靈魂都發射出令人敬畏的光。這個小小的靈魂像是整體強光中的一個蠟燭。它看不到也體驗不到自己究竟是誰、是什麼。

而這個靈魂非常渴望了解自己。有一天存在智慧對它說：「小傢伙，你知道要滿足你的渴望你必須做什麼嗎？」

「噢，我願做任何事情！」這個小靈魂說。

「你必須把你自己從整體中分離出來，」存在智慧回答說，「這樣，你必須讓你自己去拜訪黑暗。」

「什麼是黑暗呢?」這個小靈魂問。

「你所不是的東西。」

於是小靈魂興高采烈去拜訪黑暗,但在完全的黑暗之中,它又哭喊出來,『整體啊,光啊,存在智慧啊,為什麼遺棄我?』

它忘記了自己最初的選擇,忘記了此次旅程的目的「認識自己,找回自己」。

我們也如同故事中的小靈魂:擁有一顆自我探索的熾烈之心,但在探索的路上,忘記了自己最初的選擇和目的。

生命也是如此。我們用有限的人生來表達無限的生命。

我們的身體是有限人生的表達,而精神和心靈是無限生命的表達。

生命存在於全然的經歷及全身心的體驗。去經歷一些病症,這是生命非常熱衷於玩的遊戲。

病症的發生不僅僅是為了讓我們在身體上感覺到「痛」,更重要的是讓我們體驗內在的力量,這種力量讓病者堅定,同時會散發出生命的魅力,感染和鼓舞更多的人們。

家喻戶曉的科學家霍金,他是「在世的最偉人的科學家」「另一個愛因斯坦」「不折不扣的生活強者」「敢於向命運挑戰的人」「宇宙之王」。他之所以被如此稱為，因為他拖著患有「漸凍症」的身軀，成為國際物理界的巨星。

他不能寫，甚至口齒不清，但他超越了相對論、量子力學、大爆炸等理論而邁入創造宇宙的「幾何之舞」。儘管他那麼無助的坐在輪椅上，他的思想卻出色遨遊到廣袤的時空，去探索宇宙之謎。

他是用生命真意在活的強者，是與自己真我連接的勇者。

我一直覺得我們生命中重大的事件都與我們真我的選擇有關。我們不會無緣無故經歷災難和病症（尤其是重大的），我們是擁有自主權的，而源頭上我們都是興高采烈做出這樣的選擇。我們選擇病症，希望經由其看到自己的力量、看到自己的真實。

只是路程及方式有所不同，即每個人所擁有的「資源」不同，有的人可能選擇癌症、有的人選擇殘疾、有的人選擇車禍、有的人以精神煎熬等等來尋找生命的真相。當然，體驗生命，探索真相並不是一定要透過病症或災禍。這裡只是假設：那些我們所恐懼和逃避的病症和災禍會不會是我們的真我想要體驗的一部分呢？

如果有人堅決不接受「這是生命體驗的選擇」，那也是沒關係的，只是當我們堅決不接受這種可能性的時候，我們的病症和災禍真的就成為了無望、絕望的黑暗。

然而，如果我們接受「這是生命體驗的選擇」會怎麼樣呢？當然，這也不會讓我們一下從病症及苦難中跳出來，只是，當我們接受這個可能的時候，心中是否多了些希望和欣慰呢？

同樣是從生到死的一條路，為何不帶著些希望和欣慰去走？

對生命所有的發生學會說「是」，然後用心經歷所有的發生，用心發現其背後的深意。這是我們成長的需要，也是「解脫」的需要。生命課題需要交卷，既然我們在真我層次做出如此決定，那就必須把它完成，不然它會重複。一旦我們失去意識、失去洞察，那麼它就會變成命運，變成詛咒，它會無窮無盡的重複。

讓我們變成生命的主人，這不需要任何努力，只是放下所有的努力，去經歷而已。

## 病症能帶來提升和成長

生命真的有智慧，它總是完美為我們安排我們需要學習的命題。當我們尚不明白其意義時，所有這些命題也足夠引發我們自我毀滅的力量。

回想自己一路走過來的人生軌跡，常常覺得驚嘆和不可思議：同樣的事情，當我處在憤怒反抗及不用心的情況下，它就是障礙，就是毀滅和摧殘的力量；而當我放下了憤怒並用心經歷和探索的時候，我收穫的確實是提升和成長。

我對我自己所經歷的一切充滿感恩：

曾經我是高材生，考試成績名列前茅，然而考大學那年我卻陰差陽錯沒考上理想的學　校。這是個莫大的痛苦和挫折，我受到的打擊比原本就成績一般而落榜的同學大很多。

我數學不太好，復讀上半年依然沒有起色，一次次不理想的分數，一次次被批改回來的考卷，我會看一眼分數後迅速把它壓到書包最底層。

我著急、努力的做更多試題，仍然沒有起色。

我很不解，苦思冥想，終於有一天我總結出一些心得：那些答錯的，失分的部分才是最重要的。

於是我不再把拿回來的考卷壓在書包最下面，而是時刻放在桌面，隨時翻開並用心分析每一個失分的題，如此，我取得了突飛猛進的進步，以至於重考那年的數學我幾乎答出了滿分。

我一直不後悔自己那年的重考，反而非常感恩有如此經歷。那年我的進步不僅僅展現在考試卷上的分數，更重要的是展現在我看問題角度的變化：必須把停滯不前的源頭找出來，即必須要知道問題在哪裡，這樣才能進步、改變。用心經歷和總結總會有新的發現、新的成長和提升，無論它有多大或是多小。

我身體一直很健康，我很少感冒或不適，當然偶爾會有些喉嚨痛或臉上長痘、嘴裡起泡等，起初我並不在意這些小問題，後來我總結發現，每當這些症狀出現，我內心一定會有所波動，或是憤怒或是焦慮。這樣的發現並不是一次兩次，而是多次得到驗證。經過我不斷觀察內在狀態，現在我連上述那些小病症也都沒有了，這就是生命給我的禮物、給我的成長和提升。

我一直以來不敢大聲說話，不會跟陌生人聊天、不會對他們表現出知冷知暖的柔軟。雖然這樣的特質沒帶來任何痛苦，但隨著年齡增長和事業發展，我的這種特質越來越成為我上升的阻礙。於是，生活給了我新的練習場。

幾年前，老公自己開了個超市，由於忙不過來，總是需要我幫忙，於是我開始挑戰自己的極限。剛開始我經常跟客戶發生衝突，當然不是跟他們吵，而是對他們不夠熱情而引起客戶的不滿；還有，當遇到挑剔的客人，我就會告訴他們「您覺得不合適，那就別買了，我們又不是求著你、強迫著您買這個……」每當發生上述情況時，我心裡都強烈顫抖，只想哭，而不願意去溝通解釋。

我看到了自己的問題，我邊經歷邊觀察。後來我「畢業」了，性格上雖然沒有明顯的變化，但我心裡的變化很清楚，我不再緊張，不再憤怒，不再不耐煩。而有趣的是，當我畢業時，老公也轉行了，不再需要我面對各色人群，讓他們來挑戰我的極限。

我再次向生命表達感謝，由於我存在這樣的問題，所以安排了這樣的考題，透過這些我不斷進步。

病症和磨難的背後必有成長。

也許有人會說「我不需要成長，我不需要提升，就讓我在原地吧！」

真的嗎？這是你真實的選擇？實際上，做出此決定的應該是自我。對，就是它，讓我們接著聽下去，我們會很快聽到它說：「要什麼提升，要什麼成長，如果讓我在病痛中掙扎的話……」

聽到了吧？它在逃避病痛。但是我們終究不是那個自我。何況自我的痛苦，並不是因為病痛本身，而恰恰是它自以為是的逃避。

生命的意義在於找到自己，向自己的方向每走一步都是提升和成長。在生命旅程當中，我們可以一直原地踏步，也可以轉身先到另一處觀光，我們也可以邊看風景邊散步、也可以大踏步或者跑步式前進，無論如何走過，「找到自己」就是最終的方向。所以千萬別說「我不需要提升不需要成長」。

## 病症，甚至死亡都是存在的智慧

「死亡」是個可怕的字眼。我們每個人幾乎都對它持有恐懼。

我們恐懼什麼呢？

一部分人之所以恐懼是因為「死了什麼都沒了」，以「生命是一次性的」為前提。貪生，所以怕死。另一部分人之所以恐懼是因為無法知道死後「會不會下地獄？能不能上天堂」，以「生命輪迴延續」為前提。不確定，所以怕死。

而無論是哪一種思考，最終都無法帶來肯定的答案。

生命的另一端——死亡，它的真實面目始終是個謎，我們無從得知，因為死亡是個有去無回的路，它需要我們每個人親自揭開它的神祕面紗，除此無路可走。

那麼，死亡是否僅僅代表著結束呢？死亡除了預示結束還有什麼意義呢？

春夏秋冬，日出日落。

# 第五章　病症是我們內在智慧的顯現

我們可曾想過每一年的小草死了，每一天的太陽死了。第二年出來的是另一棵草，第二天出來的是另一個太陽……

生生死死或是無生無死。那個生機盎然的「多彩」一直在；那個溫暖光輝的「燦爛」一直在。

一直在周而復始、周流不息的「那個」是什麼？

我們的身體必定會死，但「那個」還在。

有始有終，有生有死。萬物都在依循，萬物依然存在。這是存在的智慧。

面對死亡，我們傷痛的來源會有很多種，除了不捨真愛真情而產生傷痛以外，更多的是因為我們自己對逝者留有遺憾或因為我們自己失去了依靠、失去了陪伴、失去了歸宿。

父親去世已有多年，親情的不捨已經越來越少，因為已經接受了事實。然而遺憾、悔恨、自責越來越多……有些甚至是非常細小的事件，只因為他老人家在世時沒來得及做，只因為以為時間還來得及，當初心中想的盡是等我工作不忙時、等我下次放假時、等我擁有更多的金錢……

死亡，它必定會來，而且從來不會事先告知。死亡在告訴我們要懂得無憾生活，要活在每一個當下。

無憾的生活。活在當下。只有當我們活在當下的時候才可以活得無憾。只有我們在每個當下跟隨心去行動、經歷、體驗，那麼才可以無憾。

我們最大的遺憾往往是錯過生命。生命一直在當下，而我們卻在到處尋找中錯過。

有一個人，得了大病，身體虛弱得彷彿每一絲氣息都已經耗盡了。這時候，他聽到上帝在問好：「你好呀。」上帝說。

「我覺得我的生命已經耗盡了，我是不是快死了？」他問上帝。

「是的，今天就是你死亡的日子了。」上帝說。

他躺在一棵蘋果樹下，看著樹上紅紅的蘋果，專注等待著死亡的時刻。

他等了很久很久，一直到了第二天早晨，仍然沒有等到死亡的到來。

他問上帝：「我怎麼一直沒有等來死亡的時刻呀？」

上帝說：「你如此真切的活在當下，死亡當然無法把你帶走，它一直在等著你走神呢。」

儘管上述只是個故事，但我們也不難發現活在當下是如何困難，我們總是思前顧後，我們總是思索萬分，因而一不小心就錯過了生命。

說不定死亡是生命帶給我們的另一種開始呢，有誰證明它是終點？我們幹嘛為如此不確定的事情折磨自己，甚至主動招惹它呢？

記得那年，我的二姨很突然的離開，在火化場拿到骨灰盒時，上面刻著「死亡是偉大的平等，也是偉大的自由」，當時我很有感觸。我們把自己緊緊束縛在非常有限的認知裡面，而用自己的想像製造大量痛苦。

就讓我們如同每一年的小草、每一天的太陽般多彩和燦爛吧！不必為確定要來卻不知什麼時候要來的「死亡」而錯過我們的多彩和燦爛。

生生死死，或是無生無死。

## 病症——因愛的堵塞而受苦

本我以生存繁衍為所有活動的起點；自我以社會、歸屬、認同為所有活動的起點；真我以活出自己為起點。

儘管本我、自我、真我有不同特性，但它們並非對立，而是一體的。

我們最終的目的是實現真我的目的。但我們往往在本我或自我的層次上迷失方向、消耗力量。而有一樣東西在本我、自我、真我之間起到連接的作用，那個東西就是「愛」。

愛，流經我們。我們就是愛的流淌，無分別無所求。

我們所謂本我、自我、真我只是一種方便之說，是為了在探索自己的路上做些標記，便於總結、交流、分析……

其實沒有什麼本我、自我、真我，有的只是「一」，是「愛」。

當愛的自然而溫暖的流淌遇到「堵塞」時會繞道而行。愛，不會因此而受傷，而那個被「繞過去」的部分卻因為愛的缺席而受苦。

愛，其實也沒缺席，它還在，只是「那個部分」戴上了墨鏡，這個墨鏡就是它的「堵塞」。

為了便於分析，我們還是暫且以本我、自我、真我等來做些標記。

當「愛」在我們的任何一個層次產生堵塞時就會發生病症或者障礙，此時的病症、障礙不再是自我的把戲、本我原始的破壞力，而往往是真我智慧的提示，它提示我們讓愛流通順暢，只有當我們的「愛」流通順暢時，我們身體的病症和心靈的衝突才會消失。

有個朋友看到女孩子就臉紅心跳，不敢抬頭看。但衝動時也會語無倫次跑到喜歡的女孩子面前索取電話。然而他這種舉動必定不能被女孩子們所接受，甚至會招來「神經病」的回覆。朋友每次在這樣的舉動之後非常後悔，也越來越確信自己真的有「神經病」。

經過交談了解到，他有個嚴厲的母親，從小到大從未與母親親密互動過，他只記得有一次他想讓母親抱抱，母親卻說男孩子就得像男子漢大丈夫，但你看看你自己，都五歲了還要讓媽媽抱，真羞。像你這樣的，哪個女孩子喜歡你呢……

母親當初也許並非嚴厲，只是順口說說而已。然而說者無心，聽者卻有心。從此他老覺得女孩子看不起他，然後就緊張和慌亂。

他堅信母親的話，也更加渴望著親密無間的愛。

他帶著「墨鏡」尋找愛，讓愛堵塞在自己的世界以外。

父母對孩子的影響非常大，因為孩子稚嫩的世界裡父母就是天，只要是大人講出來的話，小孩子一般都會全盤接受。從而不知不覺對自己、對世界產生一些誤解，形成一些堵塞。

有位朋友非常健談。她會如同談論別人的事情一樣描述自己家裡的情況，講述在家裡她和媽媽是如欺負爸爸的，包括如何處置爸爸那邊的親戚。她有一次講小時候跟隨爸爸回老家過年的事情：原本並不想去，覺得在農村過年沒意思，何況洗澡上廁所都不方便，然而經過與母親商量後，她決定要回去。因為母親提到，父親回家後有那麼多親戚，一定會有孩子，一定需要給壓歲錢。如果父親不帶著自己的孩子，那麼他註定純賠，如果帶著孩子，至少可以持平。於是她回農村過年了。

另外一個朋友說起自己戴的圍巾，說是別人送給她的，不知道會值多少錢……此時那位健談的朋友插進來，肯定的告訴這位朋友：「如果是別人送的東西，估計好不到哪兒去，好東西人家能往外送嗎？」

當時我相當愕然。很不理解這位朋友的想法，更不理解她把她自己的所做作為當作精明能算來炫耀，並且把自己的價值觀當作普遍規律、最高真理來推廣介紹。

這位朋友，工作業績很好，幾乎沒有她吃虧失算的時候，只是一直沒有美滿的婚姻。離過兩次婚。每次都是因為生活當中誰拿錢多少或者誰的家人麻煩事多寡而吵鬧。

我之所以無法理解這位朋友的想法及做法，因為我接受的教育是「親情要融洽」；「金錢不是第一」，「送給別人的東西一定是好的」。記得小時候，我們家裡總是聚集著親戚和鄰居家的孩子，母親從未討厭過，把我最心愛的零食都平分給他們。

時隔多年，長大成人後，周圍也有眾多的苦惱，婆媳關係、姑嫂關係等，然而我的世界裡從來沒有過這樣的煩惱，我並沒有刻意維繫，只是本能做自己而已。而如今回想，原來是我的原生家庭給了我無限柔和的愛和平等，所以我才擁有如此融洽的關係和態度，在此非常感謝我的父母親以及家族裡面的每個成員。

生命就是關係，不僅是與周圍一切的關係，同時更是與自己的關係。而這個關係的黏合劑就是「愛」。當我們「愛」不受堵塞，當我們的「愛」流通順暢，那麼我們的關係，我們的處境都會順暢且有力量。

愛在我們的裡面自然的流淌，溫暖的流淌，從而讓我們一體和諧存在和發展。愛是生命存在的「形式」之一。

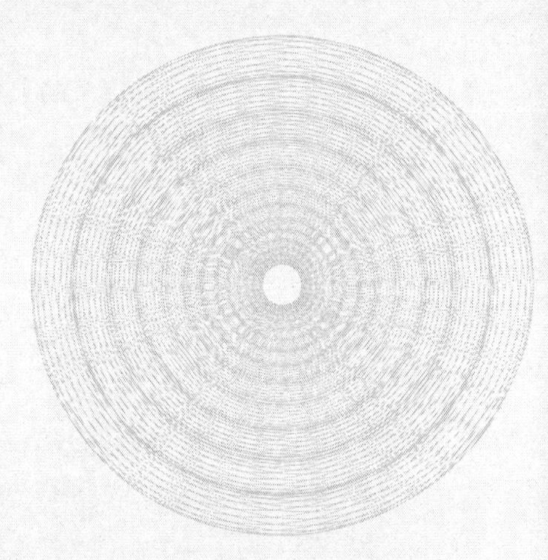

# 第六章
# 我們的錯亂和無知讓病症入侵

病症的發生不會是簡單的，我們不同層次的需要和被壓抑而主動或被動選擇的結果，而更多的時候是我們在不知道的情況下給病症打開了進來的大門。

我們通常對自己運作的各個部分的性格脾氣都不懂、還有對病症的出現規律也不懂，我們經常犯一個或多個錯誤，這些錯誤長期以來得不到照見，得不到修正，於是我們就習慣而且認為這就是真相，然後在此死胡同裡一代又一代轉了又轉，甚至會總結一些心得互相分享，互相傳播，最終給這些原本可以不存在的病症賦予生命力。

是的，我們的錯亂和無知就是病症發生的另一個生命力，而且這些病症會是普遍的存在、不但蠶食著我們的身心靈健康，還會蠶食我們的文化並成為我們的文化。

## 多情的我們，編造呻吟的故事

有個朋友講述她某次「心動」的經歷：

隔壁公司有個帥哥，進進出出經常見面，但是從來沒有說過話。

儘管沒說過話，但朋友心裡覺得他已經認識她了：他知道他和她是同一樓層的，他知道她是隔壁公司的，他甚至有可能知道她叫什麼名字。

朋友的想像越來越生動，以至於感覺到他好像在關注她，他好像不時的創造機會要認識她，「不然，怎麼會老是在走廊碰到他呢」，朋友在心裡嘀咕著。

然而，一個偶然的事情，徹底打碎了她的幻想：他和她一起坐電梯，電梯裡大概有六七個人。她就站在他的前面，她開始有點緊張，心跳加速，「他就站在我的後面看著我呢……」，正當她思緒飛奔的時候，他和她的樓層到了，他從後面對她說「勞駕，讓一下」。她震驚了：原來他根本就不知道她和他是同一樓層的，他更不知道她是隔壁公司的……

朋友失望極了，同時忽然明白自己是如何地在編造故事並投入扮演。

朋友苦笑，說道：「我發現自己太愛自作多情了。」

聽到朋友的故事，我也想起了自己很多的故事。我何嘗不是如她呢，甚至比她還自作多情：

我曾經總是擔心被別人看到或被別人討論，因此給自己製造出眾多煩惱及障礙：

我穿這衣服會不會太難看？

我這麼說人家會不會笑話我？

……

現在想想，真的是太自作多情，太自以為是了。當然我是因為自卑，而現在發現，自卑其實也是自戀，自作多情。

自作多情主要指太在乎別人，自戀地以為自己就是世界的焦點。而實際上我們很多時候都活在自己的世界裡，每個人的世界裡自己才是中心。

我們不太可能成為別人世界的焦點，中心，儘管有時會看似這樣的事情在發生。真相是那些關注我們的人們，之所以關注我們，並不是因為我們是世界的中心，而是他們從我們的「事件」上吸取些談資，打發些時間，填充自己的空洞而已，他們很快會忘記我們。

每個人在自己的世界裡是中心，就如我們自作多情的以為自己是世界的中心一樣，別人也正陶醉在自己的世界裡。關注別人是需要成本的，尤其長期的關注，而很多時候，關注別人的背後存在自我的意圖，自我也許從關注的對象得到安慰、鼓勵、甚至是滿足，總之深層來講，關注的終點會落到自己的身上。我們都在自己的故事中扮演著自己。

多情是個極度盲目和自以為是的作為，它常常帶來痛苦。當我們太在乎別人、太愛自作多情的時候，要麼讓我們太高估自己，要麼就是太貶低自己，從而會滋生眾多煩惱。自作多情就是自己製造出來的多餘的「故事情節」或者是「心理情結」。其實我們想像的那些外在別人對我們的關注和評判多數是不存在的。

極度多情者被稱為「自戀狂」，是一種病態的心理。自戀狂者極度多情地信任自己的力量，總是以為自己會影響到別人，總是以為別人都在向他看齊，這種情結的根源多數在童年時期形成，多數因為沒有充分地經歷童年，過早成熟，於是對事情過於認真，過度在乎別人，實際上過度渴望別人的關注。

「自作多情」是自我的一種特質，適度的多情猶如輕風拂過湖面，引起心緒的蕩蕩波瀾，或是快樂或是煩惱，可以為我們生活增添色彩和另一種味道。

自我的想像力非常豐富（即，自作多情），自我是我們不可分割的一部分，於是我們也不必一味指責自我，一味認定它是罪魁禍首。實際上如果我們能夠以積極意念來引導自我的想像，同樣產生影響力，就如它能夠創造痛苦一樣，它也可以創造幸福快樂，並與真我融為一體。

# 我們的視而不見導致病症的重複

有位大師擁有神奇的治療能量，凡是由他治療的疑難雜症總是很快得到治癒。於是到他這裡來尋求幫助的人越來越多，大家排著隊尋求奇蹟。

看著如此多苦難的病患，大師越發慈心，越發努力的工作，希望能夠治療更多的人。

大師如此工作了幾年，但幾年後他發現了一種現象：曾經接受治療而痊癒的人們，得同樣的病又回來。

他得出結論：人們如果不改變原有的想法、原有的習性、原有的模式，那麼病症是治不好的。

從此，他停止了身體的治療而開始做起心靈的治療。

是的，我們在不經意間總是重複很多東西，包括疾病。

一隻鴿子老是不斷地搬家。

牠覺得，每次新窩住了沒多久，就有一種濃烈的怪味，讓牠喘不上氣來，不得已只好一直搬家。

牠覺得很困擾，就把煩惱跟一隻經驗豐富的老鴿子訴苦。老鴿子說：「你搬了這麼多次家根本沒有用啊，因為那種讓你困擾的怪味並不是從窩裡面發出來的，而是你自己身上的味道啊。」

深受怪味折磨的鴿子，牠的思維局限在「怪味來源於外在或者來源於正在居住的房子裡」的認知裡，以此為前提，牠解決問題的方法就是不斷搬家。而問題始終得不到解決，始終重複出現，除非它意識到「怪味並非來自於外在，而是在自己身上」。

當我們深陷某種思維模式的時候，會變得無「意識」。

意識是什麼？意識是存在的本質，我們是意識，我們是存在，有意識的存在就是高我、超我、真我、神性、佛性、本性。

無「意識」，即高我、超我、真我、神性、佛性、本性的缺席。

無「意識」情況下做出來的事情，是「我」不在的時候所做出來的事情，是身體運作機能、頭腦思維沿著曾經既有的老路自動運作的結果。那裡沒有創新、沒有突破，只有重複。

某次開會，其間我想出去接電話，然而我無論如何地推門都未能推開，這時過來一個人，輕輕地拉了一下門，門開了。

原來，我無任何懷疑地陷入了「門，推開」的思維當中。我只是在那裡「推」著，用力地推，憤怒地推，痛苦地推，絕望地推。我只能「重複」推。

這不是故事，是我真實經歷。回想當初的情景，自己真的很像個機器。

走在同一條路上，不要期待到達另一個地方，除非中途改了方向走上另一條道或是乾脆走上了無人走過的無路之路。

當我們用透明的杯子盛裝各種液體時，透過杯子，液體呈現出來的永遠是那杯子的形狀，這並不稀奇，因為我們知道杯子是透明的，因為我們知道盛裝各種液體的杯子是同一個杯子。想改變液體呈現的形狀，那就需要更換那一直以來在用的透明杯子。

假設我們忘掉那杯子的透明，進而忘掉那杯子的存在，那麼我們會怎麼樣呢？

我們也許會驚嘆：這些液體，為什麼總是呈現出如此像似的形狀呢？

我們也許還會做各種嘗試：我們不斷的更換液體的種類，它們在顏色、氣味、濃稠度等各方面有著巨大的差別，我們希望透過更換不同的液體來得到不同形狀的呈現。

很顯然，上述的驚嘆及嘗試是無知和徒勞的。只因為我們視而不見那杯子，只因為我們忘記了杯子的存在及其透明性。

疾病的重複是因為我們看不到其產生的深層原因。如果，我們的習性，思維方式是那透明的杯子，那麼我們身心各方面的健康狀態就是那些盛裝在透明杯子裡面的液體，它們最終總是以那杯子的形狀呈現出來。即，如果我們的習性、思維方式是健康的，那麼我們的身心各方面狀態也是健康的，反之亦然。

我們擁有畸形的透明杯子並不可怕，我們用這杯子去盛裝液體也不可怕，可怕的是我們忘記它是透明的，久而久之再忘記它的存在。一旦到如此的境地，我們就會變成習性的奴隸，模式的機器，我不再是我，我變成那杯子，我毫無生機毫無力量的附著在杯子上。「我」不存在了，存在的只有那杯子。

我們擁有畸形的透明杯子並不可怕，我們用這杯子去盛裝液體也不可怕，因為我們可以發現杯子的存在，我們可以發現杯子與液體的關係，我們更可以用另一種杯子去換掉這畸形的杯子。機器之所以是機器，它永遠按照它被設定的程式運作，而我們雖然常常機器般的運作，但我們擁有改寫程式的可能性，只要我們記得自己，記得帶著意識。

著名的心靈導師提認為，要從根本改變社會，必須先改變個人意識才可以。智慧洞見啊！我們先不用想改變社會，改變自己就可以了：請試一下以另一種方式看待疾病和遭遇，尤其那些正在重複的……

## 潛意識無主，任病症肆虐

美國科研人員進行過一項有趣的心理學實驗，名曰「傷痕實驗」。他們向參與其中的志願者宣稱，該實驗旨在觀察身體有缺陷的人的心理活動。每位志願者都被安排在沒有鏡子的小房間裡，由好萊塢的專業化妝師在其左臉做出一道血肉模糊、觸目驚心的傷痕。

志願者被允許用一面小鏡子照照化妝的效果後，鏡子就被拿走了。關鍵的是最後一步，化妝師表示在傷痕表面再塗一層粉末，以防止它不小心擦掉。實際上，化妝師已偷偷抹掉了化妝的痕跡。

對此毫不知情的志願者，被派往各醫院的候診室，他們的任務就是觀察人們對其面部傷痕的反應。

規定的時間到了，返回的志願者竟無一例外敘述了相同的感受——人們對他們比以往粗魯無理、不友好，而且總是盯著他們的臉看！

可實際上，他們的臉上與往常並無二致，什麼也沒有不同。

「受暗示性」主要指對外界（如語言、資訊等）刺激的認同及反應的敏感性，其作用機制主要存在於潛意識當中。

每個人都有受暗示性。這就是為什麼積極的思想、意念具有積極意義的原因。如果我們老說消極負面的話，我們的潛意識就會認同並對應做出反應。就如上面的實驗：當收到自己臉上有可怕傷痕的資訊後，心裡上同時產生別人在歧視的感受，儘管那個傷疤不存在。

如果我們對外界資訊缺乏探究，總是全盤接受，那麼我們就很容易陷入混亂，很容易為病痛打開大門：因為我們的周圍充滿各種各樣的疾病暗示，雖然它們的出發點是好的，但是方法不對，更是因為我們的潛意識無主。

我們經常看到或聽到各種善意提示，如：不要老吹冷氣，容易感冒；要變天了，多加衣服，別感冒了；少吃糖，防止蛀牙；癌症不能治癒……

這些提示並沒有錯，但如果我們的潛意識缺乏真我的駕馭，那麼上述這些善意提示在潛意識中形成金科玉律，於是我們會吹了冷氣就感冒；變天沒加衣服就發燒；得了癌症就乖乖等死。

「潛意識」，它的詞彙中沒有否定句，也就是說它聽不懂「不」。當我們說「不」的時候它會忽略不計。如，我不緊張，潛意識理解成為我緊張；我不悲傷，潛意識理解成我悲傷。所以大家做心裡暗示時一定要掌握這個技巧：即，盡可能別帶否定詞，應該說成我放鬆、我自由、我平和、我幸福等。

「潛意識」是純能量，我們需要引導它，經由我們的引導它可以創造無限光明，也可以創造無限黑暗。光明還是黑暗，由我們做主。

現實中，我們總是免不了恐懼，免不了疑慮，免不了退縮，我們常常徘徊在對錯之間，徘徊在有望無望之間，而就在那徘徊之間「我」常常被掉落，從而潛意識常常被放逐，被疾病俘獲。

「暗示」並非是在專業的場合專門人來做的，實際上，我們在日常生活當中無時無刻的對自己對他人在做各種各樣的「暗示」。其中孩子們的受暗示性非常高，所以與孩子互動時請大家多多的嘴下留情，千萬別老說你真笨、沒出息、壞蛋等。他們會很容易的認同我們的暗示，他們會努力成為我們所暗示的那個樣子。

# 我們的信念模式是病症的溫床

潛意識無主而導致的病症主要發生在內心缺乏主見（內在沒有自己），喜歡聽信權威（從外在尋找自己）或從眾心理較強的人群當中。

而信念模式導致的病症主要發生在思想缺乏韌性、固執己見的人群當中。病症產生的根源比較深厚，不太容易治癒，需要患者本人內在的領悟。

就像我們時常聽到的勵志故事，兩個同時患絕症的人，因為他們的信念模式不一樣而結果也不一樣：

一個患者認為絕症是不可治癒的，因為他也見證過太多這樣的例子，據他了解這種病最多活不過三個月，於是他開始料理後事，等死；

而另一個人認為任何事情都有例外，因為他見證過奇蹟，他現在還不想死，於是他積極做治療，並對治癒充滿信心；

一個帶著「必死」的信念，另一個帶著「必有奇蹟」的信念。

結果他們都如願以償。

信念直接影響事物的結果。其中，「信」是一種力量，當一個人無任何疑慮和雜念的相信某種東西或結果的時候，它就可能成真；而「念」是我們內在所期待或想要的某種結果和方向，可以是正面的、積極的，也可以是負面的、消極的。所以當我們擁有疾病信念的時候，疾病會成真，當我們有健康信念的時候健康會成真。

信念導致的病症有很多種，有的人在漫長的人生道路中形成「我命不好」、「我必須受苦」、「我需要付出」、「我總是不順」、「我是壞人，必須受懲罰」、「我不配幸福」等等，這些信念模式也許是童年經歷而形成的，也許是在成長過程中遇到種種挫折而形成的，總之，它已具有了一股無堅不摧的力量，把當事人困在這種信念的高牆內不得逃脫。

蘇蘇熱愛生活，她總是滿懷希望的做著每件事，而她的努力無論是在工作當中還是情感方面都得到了肯定和收穫。

蘇蘇依然努力用心的做著每件事情，不得馬虎。

由於公司業務很忙，一直以來蘇蘇幾乎每週都要加班，沒有任何怨言。不過最近半年，公司沒有像以前那麼忙了，蘇蘇可以不加班了。男朋友替她高興，並策劃過多次如何甜蜜度過兩個人的週末。只是，自從不需要加班開始，蘇蘇幾乎每週末都腹瀉。

認識蘇蘇的朋友們都知道，她從小一直都這樣，她總是不能閒著，她只要閒著就會有身體不適。

蘇蘇越來越相信自己真的是閒不住的命，於是，不需要加班的週末，蘇蘇會找些兼職做或者去參加義工活動等。

某次去做義工的時候，蘇蘇認識了明心。

兩個人很快成為了好朋友，有次蘇蘇講起自己的父親：父親一直非常想生個兒子，尤其懷上蘇蘇的時候，因為蘇蘇是家裡第四個孩子，上面三個都是女孩，父母再賭了一把。父母對蘇蘇給予厚望，非常希望她是男孩。蘇蘇的到來徹底打碎了父親的夢。蘇蘇很小的時候就知道自己的到來帶給父親失落，她深感內疚，同時也暗下決心「我不比男孩差，我可以比男孩能幹」。所以蘇蘇很小的時候就非常要強和能幹，她從來不閒著。

「停，」蘇蘇被明心喊停。「你從來不閒著就是為了證明自己比男孩強？！就是為了得到父親的認可？！」

蘇蘇感到很意外，但隨即襲來一股深切的委屈感，她哭了。哭得昏天暗地。她被她自己的哭嚇到了。

第二天，蘇蘇請假回了一趟家，與自己的父親暢談了一次，並帶著父親的祝福、信任、欣賞和肯定回到自己的生活中。

從此，蘇蘇確實可以閒下來了。

蘇蘇是幸運的，她已領悟到自己「閒不住」的病症是因為建立在「我不比男孩差，我可以比男孩能幹」的信念模式上，她領悟到並糾正了它，同時她還得到了父親的肯定和祝福。她打破了信念模式，打破了命運。

是的，信念模式的形成不一定要像蘇蘇一樣以特殊經歷為前提，有時家長隨便說的話都可以成為我們的某種信念模式。

小時候，不記得具體幾歲。有一次媽媽與鄰居阿姨聊天時隨便說了一句「我女兒黑，不適合穿綠色衣服」。從此我就信其為真，一直到長大成人，都不敢穿綠色衣服。

我們的信念模式是疾病的溫床，我們的信念模式是命運的藍圖。

無論是潛意識無主還是信念模式堅硬，實際上都是「我」的認知及認同所導致的結果。也就是說根源仍然回到「我」的頭上。

認識自己，找回自己，我們可以不再錯亂痛苦。

# 放棄自主權，讓病症成真

新時代的心靈哲學強調自由意志，主張作為「人」的我們，擁有自己做主的權利，也就是說，我們所有的經歷都是我們自己做出的選擇。

如我們真我智慧的呈現，有些病症及遭遇確實是我們在真我層面主動選擇的結果。但也有很多病症因為我們放棄自己的自由意志而導致，也就是說我們默認接受。

很多人不知道自己擁有自由意志，我們更不相信自己可以對「命運」、對權威說「不」，而放棄了自主權。

人、生命、宇宙是個非常複雜、龐大又密不可分的統一體。我們會在不同高度和角度看到不同的真實，在不同的層次及不同的真實裡面又有不同的真理在運作，所有這些深奧又無限，讓我們產生茫然，使得我們總是無法堅定相信我們自己可以做主。

相信自己就是找回力量的過程，就是充分行使自由意志的過程。我們可以相信或不相信自己的主動權，這本身就是自由意志的選擇。我們可以行使權力，也可以放棄行使，這都沒有對錯。

只是如果我們帶著意識選擇疾病，用自己的自由意志選擇疾病，那麼這樣的病症，可以是為了體驗，可以是為了尋找平衡，最終都是為了成長；而如果我們無意識和無知（不知道自己可以做主）的選擇疾病，那麼這樣的病症，只會是個無謂的輪迴。

外在的教導力量無法強制性在個體內部發揮作用，除非我們自己打開（不管是有意還是無意）內在的門。就像一個黑暗的屋子，屋子的門窗被厚厚的簾子擋著，這厚厚的簾子使得外面的陽光無論如何明媚、如何燦爛，都無法照耀到屋子裡面。除非主人把簾子拉開，把陽光請進來。我們的心靈也如同那屋子，我們有權利自己做主打開還是關閉那心靈的門窗。

就讓我們帶著愛迎接一切吧：時刻記得我們可以做主，我們是宇宙的核心。

這裡好像有些矛盾：我們一會兒說「我們太狹隘太自我為中心」、一會兒又說「我們是宇宙中心」；我們一會兒說：「接受一切，順其自然」、一會兒又說「自己做主，對命運說不」。

是啊，這真是矛盾，但也沒錯，只是因為角度和層次不一樣：在本我、自我的層面上，我們的狹隘和自我為中心是病症和痛苦的根源，恐懼和順從是病態和痛苦的發酵劑、加速器、推動力；而在真我層面，我們確實是宇宙中心，我們可以自由做主，沒有對錯。

放棄自主權等於把自己放在無能和被動的位置。於是，我們能做的只有無奈的接受和對奇蹟的期待，我們只能依靠「神」的恩典，由一個外在的「神」來擺布我們的人生，此時，我們就變成了木偶，變成了「神」的玩具。

有一個人特別迷信。有一天，他有急事要出門，可是一翻曆書，只見上面寫著「今日不宜出門」。他急得團團轉，轉了半天，終於想出了一個辦法。心裡說：「不宜出門就不出門，我挖個洞從牆裡鑽出去！」誰知土牆年久失修，三挖兩挖，洞沒挖成，牆卻倒了，把他死死壓在下面。他一想，完了！這回真的靈了。

他兒子聽到響動，急忙跑來救他。可是，他兒子剛挖了一鏟，他連忙掙扎著喊道：「慢著，慢著，拿曆書來給我！」兒子知道他的脾氣，拗不過他，只好把曆書拿來。他從斷牆下面伸出頭來，翻開曆書一看，忙催促兒子說：「快去告訴你媽，做好三天的乾糧拿來！」兒子問：「做乾糧幹嘛？」他說：「曆書上寫著『三日之內不宜動土』，快送來三天的乾糧，三天以後再來挖我吧！」

當我們太堅定的信任某個東西的時候，我們就開始變得僵化，開始變得有所局限，然後慢慢變成我們所信任的那個東西，慢慢就沒有了自己，沒有了自主權。

我們的「真我」始終不會是某種可以僵化或局限的東西，它一旦開始變得僵化、有所局限，那麼，它就不再是真正的「我」。

量子物理證實「觀察者可改變被觀察物件」。一個量子的活動，因為觀察者不同而其活動軌跡也不同，沒有規律性，沒有可預測性，即「測不準」。

為什麼觀察者可以改變被觀察物件？為什麼觀察者不同而量子活動軌跡也不同呢？我認為問題出在觀察者的「心」上，即觀察者的「心」在動，它可以影響到量子運動，它可以改變量子運動軌跡。因為觀察者的「心」可以自由的動，所以受其影響的量子運動軌跡就存在無限可能性。

我們目前的生活現狀及身心病症等，只是無限可能性中的一個，它也許是被我們有意選擇的結果，也許是被我們默認接受的顯現。總之，對所有這些我們可以擁有自主權。

## 錯亂的愛和錯亂的痛

小文和小潔又吵架了。吵架對他們來講是家常便飯。

小文是個非常溫和的大男人，他孝順父母、關愛手足，他愛妻愛兒、重情重義。

小潔是個單純善良的小女人，她性格溫婉，憧憬浪漫的生活。剛結婚的一段時間兩人非常恩愛甜蜜，但慢慢就發生了些衝突，繼而愈演愈烈。

小潔總希望得到小文的關愛，所以會發點小脾氣，但小文總是不解風情，不知所措，此時的小潔不肯甘休，原本「撅起嘴」的撒嬌就變成摔東西或者不理會不說話的冷戰。起初，小文也曾努力哄小潔，但小潔覺得很委屈，不解氣，一次兩次總是哄不動她，時間一長，小文的脾氣來了，「你不理我，那我也不理你」，兩個人就開始冷戰。他們的冷戰少則三天，多則半個月二十天，冷戰已經成為了他們吵架的模式，遇到問題，他們總是讓時間來自然療癒彼此的「傷痛」。

小文愛小潔，小潔也愛小文。只是他們誰也不願意向對方說出。尤其冷戰模式形成之後。

小文愛喝酒，每次小文在外喝酒的時候，小潔總是心驚膽戰等著他回來。每次他喝酒回來的時候，遠遠的她就會聽出他的腳步聲、呼吸聲甚至心跳聲，總之聽到他的聲音她會非常高興，她會有衝過去擁抱他的衝動，但當他推門進來滿臉堆笑的表達自己內疚的時候，她的臉上又布滿憤怒並扭頭裝睡，因為她實在是受不了他那喝得發紫的臉。

小潔愛小文，但當看到他如此不注重自己的健康，如此不注意安全的時候她又憤怒得一點都不想理他；小文愛小潔，他知道她擔心他，所以每次喝酒也盡可能少喝，他也注重自己的健康和安全。他每次喝完酒回來的時候都帶著內疚和無奈，只是每次看到她滿臉怒氣，他內心深處的柔軟一次又一次變硬和麻木……

兩個相愛的人，以愛的名義試圖相互控制，然而，隔三岔五的冷戰已讓他們筋疲力盡。

慢慢的，小潔開始感覺胸口疼，為此吃遍了中藥西藥，都沒有顯著療效；小文開始越來越忙於工作和應酬，總之在家的時間越來越少。

小潔和小文是相愛的。只是愛的表達上出了問題。以自我為中心的愛，以自我的匱乏為基礎的愛，帶給彼此的只是痛苦。

我們多數情況下的愛是自我的愛，這種「愛」，需要從外索取，需要被不斷證明，需要占有和控制。由於愛的雙方都需要索取、需要占有、需要控制，於是相愛雙方之間產生針鋒相對的「戰爭」：以一種「愛」的名義發起操縱和控制的戰爭。

錯亂的愛給我們錯亂的痛。

愛是我們內在的特質，我們無法從外在獲取。真正的愛，只可以從自己的內在發現。

愛是一門自己的功課，愛是一件自己的事情。只有當我們把愛當作自己的事情的時候，我們才可以從眾多錯亂的痛中走出來。

當愛成為自己的事情，那麼我們一定可以處在平和喜悅的狀態中。大家大概都聽說過「我愛你，與你無關」這句話，然而大家是否正真領悟其中的含義呢？

我的理解是當心中有愛發生時，就讓愛變成自己的事情：

首先從愛的發生點來看，愛就是我們自己的事情。因為愛只可以在我們自己願意、自己自由選擇的狀態下發生，強迫是無法產生愛的，同時愛不需要得到被愛對象的同意，更不需要得到周圍人的同意。當明白了這些，我們就可以擺脫自卑感、羞恥感、焦慮和不安。

其次讓愛的過程變成我們自己的事情：注意了！只可以是我們自己的事情，與我們愛的對象無關，我們不可以指望對方知道我們的情、不可以指望對方回應我們的愛，當然如果對方知道了回應了，那只是他自己的事情，與我們無關，總之我們一如既往不期待。

最後讓愛的終點變成我們自己的事情，就是說我們可以一直愛，也可以深切的祝福而輕鬆轉身，無任何掛礙。

如果我們能做到這些，那麼絕對可以平和而喜悅。而我們愛的對方也可以輕鬆圓滿。

讓愛變成自己的事情吧！放下所有的期待，放下了期待就等於放下了失望、放下了失落、放下了焦慮，放下了心痛。

圓滿的愛只可以源於內在，祝福生命中所有的愛吧！放下我們錯亂的愛，也就放下了那些錯亂的痛。

## 隨順群體之痛，認同並接受病症

學校為學生接種疫苗時，有個學生出現頭暈、臉色蒼白等症狀後，其他數百名同樣接種疫苗的學生先後出現呼吸急促、胸悶、抽筋等症狀。經專家組調查，這是一起因集體接種疫苗引發的心因性反應事件，醫學名稱為集體癔症。

在集體食堂就餐的工人，其中某人出現中毒反應後，其餘工友們也出現不同程度的嘔吐、腹痛症狀，有的甚至高燒不止。工廠緊急將中毒工人送至醫院，經檢查大部分工人被證實未發現器質性病變，很快出院。最後專家認為這是一次集體癔症發作。

癔症，又稱歇斯底里，是一種比較常見的精神障礙，由明顯的精神因素，如生活事件、內心衝突或情緒激動、暗示或自我暗示等而引起的一組疾病。

癔症主要發生在學校、工廠、部隊等，通常一起學習、工作和生活，當然也不排除小規模團體活動範圍內的發作。

個體癔症發生的病因主要在心理因素、遺傳因素及性格因素等方面，總體來講患者會有情感豐富、受暗示性強、自我中心、富於幻想等特點。

而就群體發作的癔病來講，筆者認為與集體意識有關。

集體意識是指成員對集體的認同態度。集體意識其現實表現形式往往是集體無意識。即集體當中的個體對集體某一類行為及規則等，經過長期有意或無意的認同，最終形成一種自然而然的遵從和無條件的接受。

對集體的認同來自遠古時代人類集體生活的經驗，遠古惡劣的自然環境迫使人類必須集體生活和行動，離開集體意味著個體的滅亡。這種生活體驗深深烙印在人類的大腦中，慢慢變成一種集體無意識，深入人類的潛意識。集體意識可以說是人類與生俱來的本能。

集體意識對我們個體的影響非常大。如果我們個體意識非常薄弱，那麼我們就淹沒在集體意識當中，我們會成為隨風亂舞的塵沙。如果我們不想淹沒在集體意識當中，那麼我們必須使自己的個體意識變成不輕易被風吹起的石頭。

我們每個人的意識並非以獨立的形式存在。在意識的層面上，我們彼此的意識可以相互滲透，相互影響，就如我們的呼吸，我們所吸進去的氧氣和呼出去的二氧化碳，它們無邊界的彌漫在空氣當中，我們無法把它們劃分為我們家的氧氣和我所呼出的二氧化碳。

同樣，我們的周圍彌漫著「意識空氣」，它是集體的，也是個體的。我們不同個體的意識，形成了集體意識，同時集體意識又反作用於我們的個體意識。當某個個體意識產生疾病意識的時候，它經由這個個體的「意識呼吸」而慢慢滲透至集體意識當中，如果集體當中的個體都非常敏感，都屬於易感性，那麼這種疾病的意識很快彌漫於集體意識當中，進而成為集體意識；而當集體當中存在疾病「意識」時，它很快被集體中的個體接受並產生認同效果。

現實生活當中在很多方面都會受到集體意識的影響，由於集體意識往往以集體無意識的形式影響個體，即集體意識襲來時我們往往不由自主。

文化和傳統是一種強大而根深蒂固的集體意識，它是集體內在的行為準則，它會在意識層面無形的影響每一個個體。

每個地區、每個國家、每個民族、每個家族都有自己獨有的文化及傳統，它常常會是某種地區性的、國家性的、民族性的、家族性的病症及命運的根源。

權威崇拜和順從集體也是一種集體意識，它的表現方式比起文化和傳統導致的病症及命運更個性化，它更帶著「權威者」其個人性格色彩。

我曾經參加過由不同導師引導的同一主題的課程。儘管主題思想一樣，但由於引導者其表率行為不一樣而成員的表現也不一致：

當導師本人因為進入「無我」狀態而出現狂喜，時而狂笑，時而狂哭，時而高歌，時而亂舞，於是在他的課程現場，參與者多數也出現與他相同的表現；

而在另一個課程現場，同樣的主題思想和授課程式，導師本人沒有表現出狂喜或其他狀態，於是參與者多數也很安靜。

難道是兩位導師的能量和水準不同？！這種可能性確實不能排除，但我的解釋更多傾向於「因為兩種團體的意識空氣中所彌漫的意識資訊不同，所以外在表現也不同」。

我不是我的身體，我不是我的思想，我不是我的頭腦，我不是我的名字，我不是我的情緒。那，我是什麼？

我，什麼都不是，同時我是一切。我是一種無色無味無所不在的存在，同時我充滿所有的喜怒哀樂和五顏六色。

我真的不知道如何來定義「我」，如果非要給出一個比較貼切的形容，我想那應該是：我是意識。

我的不同層面大致劃分為本我、自我，真我；意識的不同層面也大致劃分為潛意識、意識，超意識。

無論是哪個層面的我，總之有個我在貫穿著，無論哪個層面的意識，總之有個意識在貫穿著。「我」、「意識」，這是我們暫且的稱呼，而那個貫穿我們的東西彌漫或遍布於一切。

我的認同，意識的認同，就是我們所擁有的世界。病症、痛苦、磨難、幸福、喜悅、平和，它們同樣飄逸在意識空氣當中，我們的認同會使它們走入我們的世界。

# 對病症的恐懼吸引病症

愛和恐懼是人類最基本的兩種「情緒」，它們互相依存轉化，它們是同一種存在的不同面向，如同一個硬幣的兩面。

愛可以使力量持續昇華，它具有可使存在體得以成長療癒的作用；恐懼卻消弱力量或使其轉移和沉澱，它最後成為個體成長的阻礙和破壞力。這些是內在的活動。雖然我們看不到它們在物質層面的關聯和互動，但它真實而全面的影響著我們。

當一個人處於恐懼當中時，頭腦總是反覆出現他所恐懼的場景、結果等，越是恐懼，所恐懼的想像越清晰，甚至會變成真實。

娜娜身邊得意外病症的例子越來越多。她非常擔憂，非常害怕這些不幸某個時候降臨在自己的身上。

未雨綢繆吧，能做些什麼呢？她開始熱衷於鍛煉身體，熱衷於學習營養搭配課程，同時為家人買了雙保險。

即便如此，她仍然密切關注著周圍人的健康資訊，自己也養成了定期去檢查身體的習慣。

這一次她按慣例去做檢查，她很擔心，總覺得自己好像得了什麼病，因為最近腹部總是不舒服。

果然她查出子宮肌瘤，需要做手術。

她拿著結果很慶倖，慶倖它沒癌變，慶倖自己買了保險。

娜娜坐立不安的痛苦並不是來自於疾病本身，而是來自於她對疾病的恐懼。而更可怕的是她的疾病很有可能是被她吸引過來的。

她之前所做的一切都是以自己「得了病後會如何痛苦」為前提，她把得病後的痛苦想像得非常真切，所以她為了避免那巨大的痛苦而未雨綢繆。她的恐懼越大，她的想像越真切。

我們的想像具有創造力，尤其是發自內心的真切想像。吸引力法則的精髓是把自己想要的結果以圖像方式呈現在腦海中，並且把它當真，用心融入，從內心真正感受到那個「真實」。吸引力法則原本教我們如何將美好吸引到自己身邊。它至今被眾多人奉行，只是少有人知道，這個法則並非什麼創新，實際上我們早已把它運用在生活當中了。

所謂「禍不單行」就是吸引力法則非常好的表述，是我們的恐懼吸引不幸的結果。我們都不喜歡「禍」，之所以不喜歡，於是我們極力排斥，極力的恐懼於那些不幸，我們越恐懼越排斥，那些種種禍害和不順的想像會越生動豐富。我們的內心也會由此產生真切的戰慄，而就在真切戰慄的時候我們的想像就有可能變成現實。當「禍」真的發生時，我們會進入極度恐懼的漩渦當中，其他種種連帶的不幸想像會非常真切的印入我們的心境當中，於是「禍不單行」成真。

人的意識是非常微妙的「東西」。當我們內在狀態是喜悅和充滿愛，那麼外在狀態也如是；相反我們內在狀態是恐懼的，那麼外在狀態也一樣表現得恐懼。這是一種相互投射。

所以，與其說對病症的恐懼吸引病症，不如說病態、恐懼的內在狀態是病態、恐懼的外在狀態的根基。

我們必須經由內在的革命而去真正改變外在的境遇。我們的內在存在著無限的可能和玄奧，無法用任何既定的、能夠把握的工具來衡量它。我們需要時刻向內看，時刻與內在溝通，時刻去用心核對總結。只有這樣才能越來越解放自己。

我們本意不想要病症、痛苦；我們本來對病症和痛苦充滿恐懼。

然而，恰恰是我們的恐懼招引病症和痛苦。

只因我們對自己不夠了解，只因我們仍有太多的錯亂和無知。

# 第六章　我們的錯亂和無知讓病症入侵

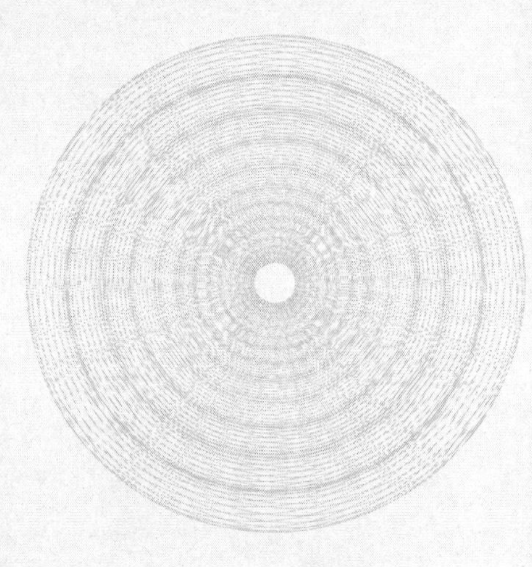

# 第七章

## 被拒絕和遺忘的情緒，以病症當出口

通常來講，情緒被認為比較強烈或者明顯的心理反應，一般都會顯露出來，不管是向外發洩還是向內糾結發狂。這種情緒容易被認出、宣洩和修正。

與此相反，我們常常也會有一些「微弱」的情緒，它是一種內在「感受」或「態度」。它的發生，只是悄悄發生，甚至是不知不覺中發生，它不會引起明顯的反應。

這種看似「微弱」的情緒是被深埋的地雷。

它之所被稱為情緒，是因為我們內在是有反應的，並且它也有與我們通常認為的「情緒」一樣的能量強度；它「微弱」是因為被我們「丟進」了意識深處。

它雖然看似沒反應，但它的強度不亞於那些顯化的情緒，甚至比它們還強。因為它是被我們更強烈的對抗或失落而扔進意識深處的，我們對它的態度再次強化了它的強度。

我們為什麼把這些「微弱」情緒「丟掉」呢？這一般與我們的認知發展程度及信念體系有關。總之，當產生這些情緒的「事件」發生時，我們沒有及時或正面做出情緒反應，而被扔到了意識深處。

我們以為它已經沒了，卻不知它仍在深處發作，成為深處的痛，同時也往外滲透，成為病症。

由於道德標準及完美追求而被拒絕的情緒和傷痛是比較容易被察覺的，只要當事人勇敢面對；而有些看似微不足道的失落或打擊卻很容易被忽略、被深藏，它的產生和存在常常阻礙我們的自然成長和正常發展。這種創傷多數為幼年或童年時形成，當事人通常都已「忘記」了。

我們的身上或多或少都有一些被拒絕和被遺忘的情緒，此類問題也是比較常見病症的來源。

我們對自己的了解、對病症的了解以及了解自己的錯亂等，僅僅停留在知道的層面並不能杜絕病症，而我們需要勇敢面對，要面對所有一切的自己，擁抱自己曾經的無助、自卑、失落、悲傷、壓力、焦慮，這些都是我們自己，我們需要去面對和宣洩它們的傷痛。

## 不打招呼不談正事VS被忽略的失落

有兩個問題一直在困擾我：要不要與熟人主動打招呼？如何與父母及兄長談正事？

這樣的問題也成為「問題」，也許大家都覺得不可理解，不過對我來講這真的是很嚴重的問題，不但影響我的身體健康，還影響我的工作和生活。

我在別人眼裡冷漠高傲，我總是不會主動與他人打招呼。

每次回老家，親朋好友左鄰右舍都會聚集過來，我一一點頭微笑，除此沒有過多的交談，我不知道說些什麼。

某次回老家。家裡來來往往很多人，我也很少認識的，因為我很小的時候就離開了家鄉。

當有一個中年男人離開之後，母親馬上過來訓斥我「你怎麼不跟柱子打招呼呢？」

「柱子？他是柱子？」

我不太相信剛剛那個男人是柱子。是我小時候的玩伴。

「變化太大了，真的沒認出來」。我嘟囔著。

「變化太大，沒認出來」是真的，但另一個重要原因是，我幾乎沒有仔細看過來來往往的人們，我覺得大家都不認得我。

「你怎麼就不多說些話呢？簡單打招呼也可以的嘛。」母親滿臉不悅。

我每次回來都會因為「不認人」而惹母親不高興。

聽母親說家鄉的人們都說我太高傲，不愛搭理人。

我深感委屈，我哪裡是心傲呀，我總覺得大家不認識我。「大家是否認得我？我要不要跟大家打招呼？」這一直是折磨我的大問題，我經常為此心神不寧。

我其實也喜歡熱鬧的場面，但也經常感到不自在。在那種環境裡我總覺自己如真空般，大家好像沒看到我。

每次，無論是大的聚會還是小的約會，抑或是路上偶遇的熟人，天天碰面的鄰居，我從遠處看到對方就開始心跳加快，開始在內心為「要不要打招呼」而鬥爭。

「他看到我了嗎？」、「他認出我了嗎？」、「他是否還記得我？」……

我如此鬥爭著，自問著，最終總是以低頭假裝沒看到對方來處理。

久而久之，周圍人都說我高傲。

我很想改掉自己的「高傲」，但我總是被自己的「人家不認識我」、「人家不記得我」、「人家沒看見我」等乏味又不變的藉口說服。

「要不要與熟人主動打招呼」是我心靈深處的戰慄，除此，「如何與父母及兄長談正事」也讓我越來越焦慮。即使不需澄清和確認「是不是認識我，有沒有記得我，有沒有看到我」的最親近的家人面前，我也很少說話，我總是不知道說什麼好。即使有時會有些想法，但一旦準備開口，心就劇烈跳起來，我會被無以名狀的戰慄占有，渾身感到乏力。

父母和兄長總是誇表妹、堂弟，總是誇她們如何能說會道，如何深謀遠慮，如何成熟穩重……

沒錯，她們真的很健談。

我總是愕然旁聽著父母及兄長與比我小的表妹、堂弟等談論生活，談論工作。聽著她們認真投入的談論我心裡有時會有莫名嘲笑：「說的好像真的似的」。對比自己小的表妹、堂弟等說出很「大人」的話時我就這麼想，儘管她們確實都已年過三十；儘管長輩們確實把她們當大人看待。

我心裡既羨慕又嘲笑。羨慕她們能夠說出那麼「大人」的話，因為無論如何自己是說不出這些話的；嘲笑她們「說的好像真的似的」。

我心裡某處像堵塞著，我說不出什麼東西。我想念父母，想念兄長，但每次跟他們在一起的時候又感到很不自在，不知道說什麼。如果父母或兄長關切問起我的工作和生活，我會盡可能輕描淡寫打發。

我覺得這不太正常，但自己也不知所措。

去年的時候，公司來了個新主管，他比我小一歲，非常活潑開朗，對事業充滿熱情。他經常跟我以及其他同事談起公司的發展、業務的運作等。我心裡又升起了那個熟悉的憤怒：「真可笑，說的好像真的似的。」

我心裡經常升起這種嘲笑，我嘲笑主管們認真投入的遠景；嘲笑表妹堂弟們對生活的探討；我還嘲笑其他親朋好友認真探討的一切……

「太可笑了，好像真的似的」。這次，當這種念頭冒出來的時候，我忽然感覺到這個口氣和態度不是我的，而是另一個住在身體裡的小孩子，那個小孩子在嘲笑這些裝大人的「小孩」。

我看到有一個小孩子，四五歲的樣子，她好像在等待什麼。周圍有爸爸媽媽以及其他大人，大人們忙碌著自己的事情。小孩子一直在等，等著這些大人有誰能夠看到她，招呼她，並叫她過去幫忙。後來小孩子好像等不及了，於是開始動手，她希望透過自己的行動來吸引大家，她希望自己所做的一切能夠得到認可。正當她投入工作的時候她父親過來了，並對她說「去去去，去別的地方玩」，她傷心極了，她說「我想幫你們工作」，還未等她說完，卻圍來了好幾個大人，他們圍著她大笑，說「看看這小孩，這態度好像真的似的」。

小孩子很失落：大人們都看不到她在那裡；她做的一切又被大人嘲笑。

小孩子不知所措看著大人們忙碌，完全成為了局外人。她站在那裡東張西望。

我好像做了夢一樣：這個小孩子不就是我自己嗎？她所經歷的不就是我五歲那年的情景嗎？

我懂得剛剛那一刻如夢瞬間小女孩心中的迷茫，那個迷茫一直跟隨著自己。原來這麼多年，她一直徘徊在五歲那次經歷的心境當中。那年我還是小孩子，大人們都沒看到或注意到我，即使看到和注意到了，但我的存在如同透明人，誰也不在意。我想表達自己，但大家都不聽，即使聽了，還嘲笑我。從此我總是懷疑他人是否看到、感到或知道我的存在；從此我總是覺得自己做的都不是「正事」，不足以談論，她非常擔心「大人」們的嘲笑。

我的心緒仍然停留在那次受傷的經歷當中，我仍以五歲時受傷的記憶來待人接物，去感受和評價。

這是個是被遺忘的情緒和情景，因為沒有被妥善處理，從而堵塞在那裡成為了疼痛、障礙。

# 滿臉疙瘩 VS 無以面對的母親

小虎七歲就會幫著媽媽洗衣服和挑菜，他九歲就會幫著爸爸下地拔草。

他知道家裡經濟拮据，當媽媽帶著他去向親朋好友借錢，他雖然只有十歲，心裡卻非常清楚：媽媽太辛苦了；媽媽如此勞累，卻總是裝得無憂無慮，跟正在他鄉上學的姐姐說，你就好好讀書吧，家裡錢夠花的，不用掛念。

他是父母的驕傲。他從小乖巧，懂事，聰明，能幹。

母親總會驕傲講述他的一切，母親堅定的認為他是完美無缺的。

母親在村裡非常有威望，她正直、磊落、內心剛毅、勤勞而未因貧困倒下。作為母親驕傲的兒子，他具備母親身上所有的美德，至少母親這麼堅定認為。

他乖巧做著母親心裡的好兒子。然而他還只是孩子，他並非母親說的那樣不喜歡玩具，不喜歡新衣服，不喜歡踢球……有一次，應該是他讀小學二年級，婦女們圍在一起閒聊，媽媽也在其中。幾個孩子一起玩耍，他也在其中。

忽然有個男孩大哭起來，跑到母親面前說：「你看看你的好兒子，他拿我的飛機跑了……」

那一刻母親心裡泛起巨大的的憤怒，因為母親不相信自己的兒子會做出這樣的事情，母親更不甘心被這樣一個小孩子數落，母親帶著怒氣轉身找兒子，想把他叫過來對質。這時，母親只看到小虎在拚命往東跑，母親大聲叫「小虎，回來，回來」。

小虎聽到了，不敢違抗，但他嚇得直發抖，因為他確實拿了小朋友的飛機，是小朋友掉落在地，他看到後悄悄撿起的，他實在太喜歡了，所以他撿到後就趕緊往家裡跑，沒想到還是被發現了，他嚇得眼淚都出來了，他知道母親的脾氣，母親一定會痛打他的……

他一邊跑回來，一邊把飛機丟在路邊。

母親拿起棍子就打，周圍鄰居也都知道母親的脾氣，於是大家都圍過來勸母親。事已至此，他是否拿了飛機已經不重要，他也沒有勇氣承認。

事情已經過去了，母親從來沒有懷疑過小虎拿過人家的飛機，母親還經常提起這事，說隔壁的小胖誣衊她和小虎……每每這樣的時候，小虎總是低著頭或微笑。他沒有勇氣去糾正母親。母親從來都是公正不阿的，她肯定不能接受兒子偷東西，並且從未懷疑過兒子會偷東西。

小虎考上好高中，要去城市讀書了。母親更自豪了。

開學了，小虎第一次到城市。他發現這裡的穿著打扮很不一樣。他的衣服都是母親縫製的，褲腿上還有雙斜杠，他的鞋子、枕頭也是手工縫製的……所有這些在這裡都成為了異類。同學們好像見了怪物似看著他並指指點點。

小虎很少跟大家說話，下課期間他總是自己一個人靠牆低頭站著。週末時，大家都會洗衣服刷鞋，室友們會去操場踢球。宿舍前面的空地上掛滿、擺滿了衣服鞋子、被罩枕套，十分好看。小虎穿梭其間，想像自己如果擁有一雙球鞋或者一件運動衣多好，他不知不覺順手拿起了一件衣服，並本能的左右看了一下，然後慌亂的抱在懷裡回到宿舍把它鎖起來。

從此他總是有衝動，總是有意無意在掛衣繩之間穿梭。

他順手拿東西的行為有了第二次、第三次，而且對此越來越麻木，他有次拿了隔壁宿舍某一同學的鞋子之後馬上就穿了出去，被人認出，他什麼也沒說，把鞋子還給同學，然後就回家了。那天下午他到家後，母親為他包了餃子，然後他就睡覺了，半夜醒來聽到母親和姐姐的對話：「班導找我談了，說小虎拿同學的鞋了……」

小虎不知不覺又睡了，第二天他沒發現姐姐。母親也沒有異常。

母親出去了一趟，下午時說要送他回學校。母親先帶他去買了兩件衣服一雙鞋，還為室友們買了些零食，並囑咐：「你們是小虎的同學，好朋友，大家要好好相處啊……」

一切回歸平靜。

沒想到，此後小虎學習成績急劇下滑，而且臉上長滿了痘痘。暑假時，小虎坐在小屋的後窗下發呆，他聽到母親和姐姐竊竊私語：「哎，他可能心裡難過，注意力不集中……他肯定不是那樣的，還是我們家太困難了……別跟他提……」母親帶著哭腔說。

小虎心如刀割，雖然他只是十五歲的孩子。他深深怨恨自己讓母親丟臉，如今他的痛比當年母親拿棍子抽打還痛，如今他的痛比最初同學們當他是怪物指指點點時還痛。

這是一種無法言說的痛。連對母親姐姐都不能訴說的痛，因為她們正在小心翼翼包裹著這個祕密。

後來小虎又埋頭用心讀書，成績又上來了。他想離開這個傷心的地方。他如願以償，離家鄉越來越遠。只是他內心的痛從來沒有消失過。

前年，已經事業有成的小虎，請母親和姐姐來家裡住了一段時間，聊著聊著忍不住說起當年傷心的往事。更多的是母親和姐姐曾經的小心呵護。

其實那天媽媽出去一會兒是因為出去借錢了；

其實那年暑假我都聽到了你們關於我成績下降的討論；

……

很多事情，其實我知道，也非常想跟你們說說，但沒有勇氣，更不忍心面對你們。

小虎如小孩子般哽咽。他訴說自己的心路歷程。他從那次之後再也沒有拿過別人的東西。

堅強的母親無法接受兒子有不正的行為，當她傷心發現不正之事成為現實的時候，她又以驚人的毅力承擔，只想維護兒子不受傷。

堅強的兒子，不忍心讓母親失望，更不忍心揭穿母親用心縫製的謊言，然而內心的痛，無法掩蓋全部寫在臉上。

## 麻痺，無知覺VS不面對，不接受

我曾經有個不痛不癢的小毛病，就是大腿外側發麻，有時會麻到沒有知覺，這種麻痺感跟隨了我十餘年。

前年過年，我在家休息放鬆了好幾天，心情非常舒暢，我心中忽然閃過一個念頭，告訴我大腿的麻是因為不接受自己，不接受高中時候自卑膽怯的自己。

……

是這樣嗎？於是我開始了一個艱難的回憶，我發現我的內心深處有個自卑膽怯的自己，她蜷縮在角落中，從不敢到有光的地方。她最大的恐懼就是被人看見……

是啊，那個痛，那個膽怯自卑的自己，我一直不曾看過一眼，因為我每每往裡看的時候心口總是隱隱作痛，找了很多理由想躲閃，但內心的那個念頭非常清晰溫暖，也許該是面對的時候了：

高中，對我來講是黑暗的三年。雖然老師、同學們都很肯定我，實際上我確實也很優秀：功課非常好，全年級排名穩定前三名。即使這樣，我依然自卑膽怯。記得那天我拿了全縣文科比賽第一名被請到台上領獎，我都不知道自己怎麼走到台上的，更不知道下面的同學們是怎樣的表情，我把頭埋得很低，我只想早點下去藏起來……

我討厭我自己。我太胖，太難看，太土氣。我穿什麼都不好看。我不會搭配也買不起更多更好看的衣服。

我討厭課本中魯迅的「藥」。「藥」裡面的「華大媽」被同學們引用到我身上，為我取了個外號叫「花大媽」。

我討厭自己在不該動心的時候動了心，偷偷喜歡了別人。我不願意被大家看到，我覺得自己影響了學校。我穿什麼都渾身不自在。我走路很難看，我笑得也很難看，所以當遇到熟人時我所有的行為動作會開始僵硬。我不願意看自己，於是我幾乎不敢照鏡子。

我懼怕遇到隔壁班的小石頭。他太淘氣，他大老遠看到我就高喊「花大媽」。儘管他只喊過那麼一次，但我從此就不敢再從他們班的走廊走過，甚至聽到他的名字都會發抖。

還有，我一直在心裡暗暗流淚：Q和M怎麼也會當著我的面叫我外號呢？我的人緣還不錯，同學們都很尊重我。然而，關係還不錯的Q和M居然這樣對我。儘管他們倆也都分別只叫過一回。

我去死好了，大家都在取笑我，不是，大家說的都對，我確實難看、老氣，而更要命的是，這樣的我還喜歡上了別人，簡直是對別人的侮辱。

……

我內心承受巨大的疼痛，而我的外在卻又是一副鎮定自如的樣子：同學們都很喜歡讓我來幫他們解題，我隨和、我平靜，我從不覺得他們耽誤了我的時間，我從不保留我所知道的方法。

然而在此姿態下我卻脆弱、敏感。

我對「高中」兩個字過敏。我對「小石頭」、「Q」、「M」、「S」等名字過敏。同時，我內心那個被遺忘、被藏起來的自己在黑暗裡化膿流血，陣陣作痛。

我大腿兩側發麻，直到失去知覺，這個「麻」是因為不接受自己，不接受高中時候自卑膽怯的自己。我半信半疑，開始隨著內心的聲音試著去接受和面對：我一遍又一遍回到受傷的地方，面對和擁抱受傷的自己，原來我的內心居然有如此多、如此劇烈的情緒和傷心。

我哭了兩天，隨著不斷面對和清理，內心的情緒越來越少了，而最讓我震撼的是我的雙腿就在兩天之內奇蹟般恢復了知覺，那「知覺」如此新鮮又真實、敏感又清晰。

凡是遇到超乎想像的「恐懼」或者不符理想狀態的「事實」時，人們慣用逃避、麻木、轉移、無視等來欺騙自己。這種欺騙會是無意識的，它會暫時免除面對「事實或者真相」所帶來的「劇痛」，同時它也會帶來各種後遺症——製造各種混亂（身體的或者情緒的）。

# 失控的「糖」VS生活缺乏甜蜜且混亂

珍姨得了糖尿病有好幾年。她常常不解自己怎麼就得了糖尿病。可能引起糖尿病的不良生活習慣以及可疑的家族病史等，她都沒有。

被確診糖尿病後她的飲食也沒有嚴格控制，她討厭那種缺乏樂趣、處處受拘束的生活，她是個內心強大的女人，她總能把握分寸。

珍姨的經歷比較坎坷，但她堅強、自主：她從小沒了媽，由奶奶帶大，二十歲時嫁給了憨厚老實的李叔叔，只是家裡很窮，日子過得非常辛苦。婆婆尖酸刻薄，她做事說話都很小心。

後來接連生了三個孩子，生活更困難了。

她讓五歲的大女兒看著搖籃裡的小弟弟，自己天未亮就去工作；估計著小兒子可能醒來哭了，還有上面大些的兩個女兒可能也都餓了，所以她九、十點需要回來，即使回來的路上，她也會割些豬草（夏天）或乾柴（冬天）背回來。料理完孩子們及家務後，下午她還會再去工作；晚上做鞋或者做衣服，包括幫自己家人做的以及幫鄰里鄉親們做的。

她幾乎每天天未亮就起來，到深夜才會睡覺。拚搏了幾年，日子也慢慢好起來，自己也蓋了新房子。然而，隨著孩子們一天天長大，家裡的負擔又重了起來。她總是為了多賺些錢而勞累，同時也想盡辦法把有限的錢用得最合理，讓大家都舒服。她說這個比身體的勞累更讓她「勞累」，但她總能安排好。她說她為了不讓孩子們看到家裡的困難，每次的學費總是會想盡辦提前準備好：她常常提前幾個月甚至更早的時候就開始琢磨可能借到錢的目標或者可以換錢及賣錢的東西。孩子們看到的一直是健康強大的母親。

一直以來，生活雖然辛苦，但都還在她的掌握當中。然而，八年前發生的事情徹底讓她陷入混亂及悲傷中：珍姨最小的兒子由於年少氣盛，與別人打鬥時傷了對方被關進監獄。從此，生活一直處於失控狀態，珍姨雖然四處打探，但一直未能把兒子釋放出來。

珍姨憔悴了很多。雖然她依然堅強撐著整個家，依然有條不紊籌畫著所有的事情，包括兒子的事情。

兒子進去後的第二年珍姨得了糖尿病。珍姨說，那年她已經徹底沒有了行動力，更沒有了掌控力……

原來如此。珍姨一直是生活中非常要強和具有掌控力的人，由於她兒子的事情她徹底陷入混亂，她在生活中遇到了無法控制的一面，於是她的「糖」就失控了。

在現實當中，我們會有很多無奈，很多無助。無論我們是如何努力、如何不甘心。我們所經歷的一切，它不單單是一個物理、物體以及事件的發生、創造、加工、操縱及結束的行為過程，它還會是一種內在的喜怒哀樂等各種心緒交替變化及沉澱釋放的心路歷程。

由於我們每個人的特質不一樣，各種心緒在我們內在留下的痕跡（沉澱或釋放）及作用力也不同。有些人敏感多疑，心緒起伏較快，受外界影響較多；而有些人剛強有力，心緒穩健，處處展現掌控力，不輕易被外界所擾。如果在生活當中，果真出現些失控的局面，後者不會低頭釋放或表達內心的悲傷無助，相反，會表現得更堅強鎮定，安慰其他局外人，若無其事說：「沒事，一切都會過去的，一切都會好的」。

「一切會過去，一切都會好起來」。它的背後是一顆堅硬的心，這顆心不容許自己悲傷、不容許自己軟弱。無論何時，裡裡外外，它都需要刀槍不入。珍姨就是如此。她一直是生活的強者。她習慣以強者來表達自己，於是，內心深處的軟弱和無助被她杜絕在意識之外，它們無法以正面合理的途徑得到釋放，它們只能偷偷、悄悄的尋找出口，而這個出口往往就是各種病症，所以這些病症常常還具有一定的隱喻。就以引發糖尿病的心理或情景原因來講，主要有以下兩種：

一種是生活中經歷了太多的苦難及悲傷，而又非常渴望甜蜜，這時容易導致糖尿病，透過血液中不斷增高的糖來試圖品嘗甜蜜；

一種是生活中很要強，處處都能展現自己掌控力的人，當現實中出現其無法控制的局面時會發生糖尿病，透過放棄對血糖的掌控力來展現自己對現實中某一局面的失控。

我們是身心靈的統一體，我們任何一方面的壓抑及偽裝都會在另一方面得以真實展現。

我們可以欺騙別人，但欺騙不了自己的內心；我們可以欺騙內心，卻欺騙不了我們的身體；我們可以欺騙身體，但欺騙不了眾多巧合的「命運」。

我們可以站在高處俯覽全域，以免有所遺漏，更免自欺欺人的不去看（拒絕）和看不見（遺忘）。

生命，原本可以直面。它帶著療癒和成長。

# 腰痛遺傳VS被深埋的金錢焦慮

老彭和小芹已經是老夫老妻了。老彭的家人一直對小芹非常熱情，儘管如此，小芹還是感到無法融入他們。

小芹第一次跟隨老彭回他老家，家裡來了很多親戚，每個都笑臉盈盈，拿著紅包，非常熱情。小芹很開心，覺得這些親戚都很親切。後來，小芹和老彭結婚了。而透過後來的接觸，小芹發現無法與婆婆這邊的親人親近：這些人有著一股非常強烈的金錢焦慮，他們習慣於「一切拿錢表達」，他們習慣於「不欠別人」。

每次回去，親戚朋友，包括婆婆，都會第一時間把紅包亮出來塞給她或者塞給她兒子。由於有老彭的安排和指點，小芹也會把事先準備好的紅包回敬給大家。換完紅包，大家會彼此寒暄一下，之後各自散去，沒有過多的深入交流。在小芹看來，與婆婆這邊的親戚們來往，更像是完成一種儀式。

老彭有個姑姑，非常和藹可親的老太太，小芹很喜歡。有一年過年回去後小芹親自挑選禮物準備上門探望姑姑，結果被婆婆告知「不用去家裡了，就讓彭彭送到她家樓下讓她下來拿就行了」。小芹無語。

也是在那一年，小芹正懷著孩子。婆婆看她穿的是有跟皮鞋，於是帶她去買了一雙棉布鞋，穿著很舒服。小芹知道婆婆不容易，但又不想馬上對等歸還，她計畫回去時再多留些錢給婆婆。結果，回到家後，老彭看到她的棉鞋並得知是婆婆買的之後，馬上追問她有沒有把買鞋的錢給母親？小芹非常生氣。為什麼非得當場就償還？為什麼總是拿金錢來表達一切？

另一次，在暑假時小芹帶著孩子回婆家參加某一親戚的婚禮。婚禮上碰到兩位堂姐和她們的孩子。兩位堂姐與老彭一起長大，老彭常常說起兩位姐姐如何對他好，所以小芹也很親近兩位姐姐。由於不是過年，大家不用拿紅包來見面，兩位堂姐見到小芹家孩子，自然沒給紅包。小芹竊喜，終於不用相互換錢了，於是小芹偷偷塞了零錢給姐姐們的孩子，並滿意的回到婆婆家。第二天，兩位姐姐專門登門，送紅包來給小芹兒子。

小芹傷心了，她非常想融入和親近這些善良熱心的婆家親戚，但這裡的人們都不願意欠別人，任何情誼的互動，都變成了對等的金錢互動。

從此小芹不再企圖融入她們。入鄉隨俗。

小芹對老彭說「你們家人，人都好，只是相互之間的來往好像少了一份情」。

老彭苦笑，「沒辦法，我們家那邊就是這樣的習俗，大家都窮慣了，窮怕了」。

小芹一家兩年沒回老家了，今年準備回去。前兩天，婆婆來電說公公腰痛的老毛病又發作了。不過沒有大礙。接著婆婆談到她們一家過年回去的事情。婆婆勸她們這次也別回來了。

……

婆婆並不是不想兒子、孫子，只是她考慮兒子一家子來回的車費以及回去後探望親戚朋友的費用，算算真不少，最少也得花掉上萬元。老母親就勸他們別回來。

公公的腰疼得有時直不起來，老毛病了，老彭遺傳了父親的腰痛，也常常腰痛。難道腰疼也遺傳？

外因導致的腰疼，如疲勞、氣候等導致的腰疼當然不會遺傳。但有些心因性腰疼不排除「遺傳」的可能性。

早年的時候，老彭老家的經濟落後，其父母曾經經歷過貧苦的日子，而這個「貧窮的焦慮」印在了內心深處，以至於生活水準提高到衣食無憂的今天，仍然過著艱苦節約的生活。勤勞樸實自然是美德，但老彭父母的生活習俗並不是來自內在的美德，而是來自於內在的恐懼，來自長期的生存焦慮。

老彭父母一直活在金錢的焦慮當中，久久不能擺脫。老彭也承載著童年記憶及模式。於是也常感腰痛，也已成了老毛病。

「腰」，脊柱，在人體結構上扮演著支撐的作用，如果一個人的「腰」、脊柱的支撐力不夠，那麼身體就無法伸直；

「金錢」，在人們物質生活當中也扮演著支撐作用，如果一人的財務狀況不好，也就無法在物質生活方面頂天立地站直。

非常有趣的是，如果我們在心裡上對金錢常常缺乏安全感，那麼這種潛在的焦慮會以腰痛、背痛或者脊柱病症等來展現。

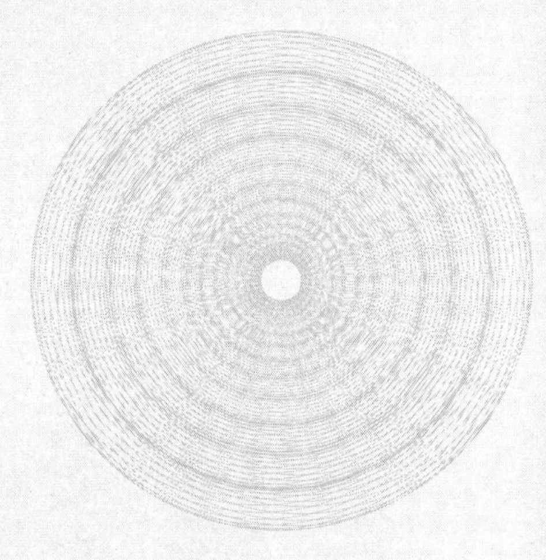

# 第八章

## 看穿創造病症的自己

當我們發現病症時它基本上都已成為事實，而我們可以透過病症的線索，一點一點拼出病症背後的創造者，那麼接著當然是加深了解，只有當我們全面了解了病症被創造的來龍去脈，我們才能掌控病症，而要達到這個掌控的目的，我們必須時刻警覺、時刻照亮自己內在的黑暗、時刻撫慰內心的傷痛，而這些所有時刻堅持「察覺」「照亮」「撫慰」等進行的方法會因人而異，一旦找到自己的方法，應該持之以恆的做。

當某天我們發現一切都是恩典，並且有種對病症表示感謝、對所有經歷表示感謝的衝動的時候，想必我們一定是活在充滿愛的世界裡，這個愛是發自我們內心抑制不住的、滿溢的、充滿力量的暖流。

## 對自己的探索必須自己來完成

如果生命非要有意義的話那就是探索自己了。除此以外，其他任何名目的生命意義都不是真的或者最終的，因為我們自己是就是生命的奧祕，也是解開奧祕的途徑，同時也是工具。

聖者說「一切都是空」；「一即一切，一切即一」；「你就是我，我就是你」；「放下放下」；「無需努力，已經擁有」；「本來如此」；「順其自然」……

哦，這樣啊！沉思之後我們感慨「智者不愧是智者，聖者不愧是聖者」。我們非常認同這些真理，他們說的好極了，太對了！

於是我們就開始談論這些真理，傳播這些真理。而就在此刻我們就不知不覺偏離了方向，我們走上了向外的路。

聖者無論如何神聖，但他也只能用有限的語言來描述他所悟出的真理，但這個描述不是真理本身。

我們需要經過自己的內在才可以真正懂得聖者所描述的真理。

我們都是獨一無二的，我們的內在活動和感受只有我們自己才最清楚，我們必須帶著大疑之心來看待一切，不能盲從任何教義，從而落入盲目跟從。只是，現實中的我們總是如此輕易落入盲目跟從。

以人們對佛法的各種態度為例：

佛法是很高深的哲學，佛法講的很多「神通」其實並非神通，而是我們內在自然潛能的顯化而已。佛說佛是開悟的凡夫；凡夫是未開悟的佛，佛法講的是本性、心性、自性。

而更多後人曲解了佛法，把它變成了佛教。以為佛在外，以為磕頭祈求，那麼外在的佛就會給他恩典。如此，佛與貪官有何差別呢？

佛法宗教化也許有一些政治原因，也許最初統治者出於利用宗教來統治民眾的需求，但還有一個很重要的原因就是多數人太容易人云亦云，經常缺乏自己的判斷及探究，所以構成了一大堆盲目推崇者或者盲目反對者。

多麼希望大家能夠多多自己體驗和感受，如此我們也許會離真相更近一些。而實際上我們就是真相。而這個真相，我們無需向任何人解釋，無需得到任何人的認證。如果能夠解說的和認證的，那麼就不是真的，因為真相是無字天書，只能用心悟，用心體會。

我們尋找真理，我們是找到真理的道路和工具，我們就是真理。

我們的痛苦是我們緊抓不放，我們抽離自己並產生幻覺。

我們的痛苦是我們已經到達了目的地，我們卻不放下工具。因為在此長途跋涉的路上，它已成為了我們的一部分，甚至成為全部，沒有了它，我們不知道自己在哪裡，自己到哪裡，自己如何走？殊不知我們已經到達了，我們原本就在此。

對自己的探索就是把自己帶入生活，帶入生命。這個任務只有我們自己才能完成。

有人告訴我們生活就是從生到死的過程，期間充滿了喜怒哀樂，我們知道了，但這不表明我們已經活過了，走過了；

有人說這個蘋果很甜，我們知道了，但這不表明，我們在自己的嘴裡也品嘗到了這個「甜」。

就用我們自己的嘴去咬蘋果、咀嚼並咽下吧！

也許，我們會遇到另一個正在吃著同樣蘋果的人，此時，我們彼此就靜靜微笑吧！

更也許，我們見到了對方嚼著蘋果的同時正在咧嘴或嘔吐，那麼我也靜靜微笑吧！而對於各自嘴裡的那個味道，心照不宣；

有可能他吃到了蟲子，有可能他不愛吃這種甜，誰知道呢，只有他自己知道。

有一條路我們必須自己走。那就是探索自己。

不想自己走的或者企圖找捷徑、企圖模仿的人們，這樣的意圖本身沒什麼錯，但需要記得即使是走上了捷徑和模仿的路上，必須把這些內化成自己的東西。不然我們最終只會變成捷徑和模仿。

有一條路我們必須自己走，那就是自我成長，自我療癒，自我解放。走上這條路，這本身就是成長，也是療癒，更是解放。當然，一定是自己走在這個路上。

## 帶著察覺，活在當下

有個老婦失去老伴後久久不能釋懷，於是去找克里希那穆提。她知道有很多傷心失意的人拜訪過他，她堅信他一定有良方。

克里希那穆提安靜坐著，老婦遲疑了一下，然後慢慢談起老伴，談到她對他的愛，和那份強烈的失落感，她似乎無法承受這一切。她問克里希那穆提，她死後有沒有可能和老伴重逢……

老婦等著克里希那穆提能給她安慰和指點。

克里希那穆提開口說話了：「很抱歉，夫人，你找錯人了，你要的安慰我並不能給你。」

婦人立刻把身體坐直，有點不知所措。

「你希望我告訴你死後能和丈夫重逢，然而你想重逢的到底是哪個丈夫？是那個和你結婚的男人？那個當你年輕時和你在一塊兒的男人？還是那個死去的男人？」

他停下來，安靜了幾分鐘，「你想重逢的到底是哪個丈夫？很顯然，那個死去的男人已經不是那個和你結婚的男人了。」

老婦不太明白克里希那穆提的話，她只是重複著「我的丈夫不會變的，不會變的」。

克里希那穆提又繼續：「你為什麼要和你丈夫重逢？你懷念的並不是你的丈夫，而是你對他的回憶。」

「夫人，請原諒我！」他合起雙掌，「你為什麼仍然充滿回憶？你為什麼要讓丈夫在你的心中復活？你為什麼要活在痛苦中，並且還讓這份痛苦持續下去？」

老婦一直追憶著老伴，追憶著他們曾經一起走過的歲月，更期盼死後能夠與自己的老伴重逢，她非常渴望某個先知或聖人能夠給她肯定的答案。然而她註定會失望和失落。因為過去的已經過去，無論如何追憶，都無法回來；未來的永遠是未知，無論如何想知道，它都無法給出肯定的答案。

我們總是活在過去的回憶和未來的期盼當中，於是我們與煩惱病痛緊緊連接。對逝去親人的思念，對過往經歷的回憶，對未來的期盼，這些都是製造煩惱的因由。我們的病痛多數由過去的怨恨和受傷的記憶或者對未來的擔心、恐懼所引發。所有這些過去和未來的種種在思緒中翻騰，讓我們情緒紊亂，讓我們身體受苦，讓我們無法品嘗「當下」的完美和幸福。

那麼，「當下」是什麼？是過去和未來中間的那個「現在、此時此刻」的片段或瞬間嗎？不是。實際上「過去和未來」與「當下」並非存在於同一個意識次元裡面。

「過去和未來」是我們的頭腦或心智帶著線性時間的概念，認同、區分而產生的幻覺，在這樣的幻覺裡面不存在「當下」。儘管在幻覺裡面幻想者也會充滿「智慧」的談論「當下」，但它所談論的不是真的，它所談論的「當下」只是「過去和未來」的另一個面目，這裡每個「當下」都會變成過去，未來卻永遠都不會到來。

「當下」，它不存在線性時間裡面。它是我們真我的存在狀態，是我們用心專注的內在狀態，是我們心中有愛的狀態，對所有發生持有察覺的狀態。在這種狀態下「當下」即是永恆，我即世界，一切沒有分別。在這樣的狀態下，我們沒有痛苦。

當我們全心關注的時候，還能有對過去的念念不忘和對未來的恐懼擔心嗎？

當我們心中充滿愛的時候，我們還會患得患失，猶豫不決嗎？

當我們明瞭自己是永恆和全部的時候，還有可能分別和執著嗎？

我們不是那個由過去的回憶和未來的種種構成的頭腦裡面的想像，我們是活生生的生命，我們存在於當下，當下的那個才是真正的我們。

當下真的沒有痛苦。

也許某個頭腦會憤怒且強硬的質問：「怎麼會沒有痛苦？我愛人死了，我在悲傷，難道這不是痛苦嗎？難道這不是真的嗎？」；「我出車禍，沒了手腳，血淋淋的疼痛，難道這不是痛苦嗎？難道這不是真的嗎？」

是的，這都是痛苦，這都存在於線性時間裡面擁有「完美」幻想的頭腦世界或意識次元裡面。它沒在當下。

當我們做噩夢的時候，在我們夢中的世界（次元）裡我們會真切感受痛苦和恐懼，這些痛苦和恐懼在它所發生的世界（夢中）裡，它是真的。

當我們醒來的時候，剛剛在噩夢中發生的一切瞬間消失，儘管它在它的世界裡如何真實和深切。

我們總不能自己住在夢中，沉迷在夢中的痛苦，然後對醒著的人怒喊「難道我的痛苦不是真的嗎？」。

對醒著的人來講夢中的痛苦確實不是真的。當然，因為在夢中，夢者無法理解那些清醒者的話，除非自己醒來。

當下沒有痛苦。就讓我們帶著察覺走入當下吧！只要我們帶著察覺，我們就可以看穿幻覺，融入當下，融入一切。

## 尊重體驗，帶入意識

生命充滿著奧祕，也充滿著智慧和慈悲。

生命出了很多難題，同時也提供了很多線索，甚至難題本身也是線索。我們需要做的只是去經歷它，順著它提供的線索去探索它，發現它，體驗它，成為它，超越它。

生命在流經我們，並無所不在表達自己。生命不僅透過我們的身體來表達它自己，也透過我們的心理活動和精神狀態來表達它自己。也就是說我們任何部分的任何感受、體驗、狀態、境遇都帶著生命的資訊，都涵括著揭開生命奧祕的線索。儘管這些資訊或線索看似散亂和隨意，但實際上它具有非常嚴密巧妙的代表性、規律性、關聯性。如果我們足夠敏感，足夠尊重，足夠開放，那麼我們一定可以看到是「誰」在創造病症、混亂和痛苦。

為了體驗生命並找到其提供的資訊或線索，我們需要足夠敏感，我們需要對自己的身心靈各層次的活動狀態及變化持有感受或覺知。

其實任何大病症或者災難事件，它發生之前都有一個潛伏期，都有一些預兆，如從身體上的各種表現、自己內心的感覺、忽然的靈感等等。即便不是大病大災，就連我們無意識的內心不安、焦慮等都有外在顯現或端倪，如我們的抱臂可能表達了內心的防禦以及不自信；我們的撓鼻子可能表達了自己在說謊；我們的雙手插口袋表達了有所隱瞞或保留等。

是哪裡失去了平衡？是哪裡產生了堵塞？有哪些我們需要釋放的情緒？誰在不安？誰在說謊？誰在隱瞞？如果我們足夠敏感，我們可以根據線索，可以看到深層真相，從而也可以有效應對、避免延續或惡化。當然，足夠敏感不是過度敏感、疑神疑鬼。而是一種內在全然感受的狀態。

我們如何保持敏感呢？只有當所發生的一切全新的時候我們才有可能對它保持敏感。

如果所發生的一切很陳舊，很重複，那麼我們無法透過努力變得更敏感，這是不可能的。

問題的根本是，我們必須把陳舊的思想放下，全然進入，就如孩子。孩子們總是重複無數次看同一部動畫，重複無數次聽同一首音樂，重複無數次玩同一個遊戲，然而，無論重複多少次，他們總是一如既往投入和歡喜，這是一種全然進入的狀態。成熟的我們丟了孩子般的單純，我們很多時候不夠敏感。

我們對自己的感受不但需要足夠敏感，還需要足夠尊重。足夠尊重，尊重感受體驗原來的樣子，不要按照大眾標準或自己心裡理想的狀態去篡改和解釋。如果我們感到痛苦，那就可以用自己的方式表達出來，而不是漠視、否認和轉化。可悲的是，我們很多時候都不願意接受痛苦，不願意表達痛苦，更不會去體驗。

病症的發生，必定不是突然、無緣無故的，細細研究，我們一定會找到原因。其實我們深層的痛苦並非真的來自於那些發生在我們身上的病症本身，而是那個試圖規避的努力和期望。

我們總是習慣性規避痛苦和不順，然而痛和不順本身是個訊息、是個體驗。當我們想盡辦法，努力追求美好的時候就已經把自己困在了一個有限和對立的世界裡面，在那裡唯一沒有盡頭的只有「痛苦」。

痛苦就是最大的線索，我們必須對其足夠敏感和足夠尊重，如此，我們就可以看穿其背後的真相。

那個真相，那個我們內在最本質的東西是不需要證明和區別的，它就是那個足夠敏感、足夠尊重、足夠開放的東西，它就是全我意識、高我意識、真我意識。它沒有意義，實際上無任何意義能夠表達它，它是寂靜和空無，它同時也是所有一切。它流經所有一切，並造就一切，它是那一切的源頭。

它是河流，它創造了河床。

我們是河床，我們卻誤以為自己是河流。我們不但誤以為自己是河流，而且試圖去證明。

就這個自以為是河流的幻覺就是「我」，這個「我」最怕受到質疑並面對真相，於是這個「我」需要不斷證明，不斷填充，於是這個「我」變得越發瘋狂和強健。

有人說寂寞和無聊是一種病，是一種精神病。寂寞的背後是尋找熱鬧和被人關注被人想起的企圖，無聊的背後是尋找意義的企圖。

那個企圖尋找熱鬧、被關注和意義的是誰呢？我們可曾想過？

我們大家都患了深度的妄想症。以此病症為線索深入一下會如何呢？

生命本來寂靜、空無和無意義，然而跳出某個「我」，非說不要寂寞，不要空無，不要無意義，那麼這些拒絕或獲取的努力即是一種病態，更能滋養病症。

無論發生任何異常，就停留在發生的原地，以尊重的姿態歡迎它。不要驚恐萬分，不要一刻都不停歇填充自己。

痛苦是必經的路，就讓我們放下防禦、對抗和否認，認出病症背後的深意吧！

## 全然接受，勇敢面對

公司來了個新同事，第一天我就向她闡述了職責範圍及公司規範制度等。第二天的時候，我就發現她的嘴唇起泡了，而且腫得很高。

午休閒聊，我問起她是否適應公司，是否也存在一些不確定或焦慮時，她說聽完昨天的職責範疇後心裡的確非常焦慮，很擔心自己做不好，她說她是個完美主義者，特別害怕自己在工作當中有何瑕疵，所以心裡壓力很大。

她說她雖然一直在努力，但還是存在很多問題，她經常過於較真而無法放鬆自己。她常常控制不住而情緒爆發⋯⋯

她說了自己很多不好和很多擔心，最後補充一句「姐，以後您一定幫我多多指出缺點，我經常讓我周圍的朋友說我缺點。您看我現在需要改的地方就很多，哎⋯⋯」

她一副恨鐵不成鋼的惆悵。

我也陷入惆悵。我們為什麼要完美呢？我們為什麼要改變呢？

原來，我們有個不完美的想像，我們有個完美的追求，為了從不完美到完美，我們必須不斷改變、改進、改對、改正、改善。

不完美到完美，應該是完美的追求。

如果果真有從不完美到完美的道路，經過我們不斷努力，我們應該可以到達完美，我們應該可以享受到圓滿的喜悅。

只是，真相好像不是這樣，我們努力了千百、上萬年，我們從東改到西，從下改到上，我們嘗試了無數種，然而我們到達的一直是從這種不完美到那種不完美。我們未曾到達過完美。

我們仍然堅持不懈朝向完美前進，那個從未見過的完美。

我們厭惡不完美，我們拒絕不完美。當我們發現自己存在不完美時心生自責、內疚，為了防止自己不再出現這些，變得退縮和拘泥不前。總之我們無法接受不完美的自己，一旦發現，我們就會驚恐萬分去改變。我們不但要求自己完美，同時也要求外在世界也要完美，如果不是這樣，我們就會陷入批判、不滿、怨恨、憤怒及失望中。

然而，我們無論如何討厭和拒絕不完美，但它就是如影隨行。它無處不存在，它無法遏制產生，它讓我們體驗到痛苦及難堪。

## 第八章　看穿創造病症的自己

完美傾向無論是對內的還是對外的，實際上它源自於對自己的不接受，是我們內在掙扎的外在展現。我們內在不斷上演著「好壞」、「對錯」、「善惡」的紛爭，我們只允許自己做得好，做得對，做得善，我們唯恐自己做得不好、不對、不善，我們不能接受這樣的自己。

完美，當我們意識不到自己原本就完美之前我們永遠也找不到它。我們怎麼能從「這裡」到「這裡」呢？我們怎麼能從「這個」變成「這個」呢？

放下「到達」和「變成」的努力吧！因為我們原本就是完美，除此之外我們無法變成任何其他。

我們只需要從自己的內在找到和認出完美，否則當我們用殘缺的心去尋找完美，我們感受到的和看到的只會是殘缺，因為我們感受到和看到的只有自己，那個不完美的自己。

我們的病痛不是因為我們在哪些方面做錯了而產生的，而是因為我們防止做錯，拒絕做錯的結果，就是試圖變成完美的努力所導致的後果。

真正產生病痛的並不是「錯」本身，而是想改變的念頭。改變，首先是我們不完美，所以需要改變。而我們應該改變成什麼樣是對的呢？這個「對」到底是誰說了算？有沒有唯一的「對」?這些就是產生痛苦的原因，因為我們永遠不知道什麼是「對」的，我們永遠無法做到讓所有人都滿意，除非放下這個念頭。

改變的努力讓我們變得無助和無力，更讓我們變得僵硬和愚蠢。而且「改變」永遠不會帶來完美。

## 溝通需要堅持與全然

我們是自己的受害者。我們沉迷在自己的世界，以自己的規條樂此不疲折磨自己。如想得以解脫，那麼必須清除所有規條。這並不容易。因為所有規條深深烙在我們的心上，清除它必須堅持和全然。

想起某個朋友透過不斷堅持與溝通來換取解脫痛苦的經歷。她有一種深深被傷害的記憶。起初她不以為然，以為一切都已經過去，用一切無所謂來掩飾自己的悲傷和絕望。

她幾乎從來都沒有向他人闡述過內心的傷痛。直到多年之後，經過不斷面對和溝通，她才淡然說起了自己的心路歷程：

她暗戀他很久。她一開始就知道他們倆不可能。然而最讓她無法接受的是當他們畢業各奔東西的前一天晚上他竟然叫她出去，在漆黑裡告訴她「她和他不可能」。

她悲痛欲絕。她好像預見過這個畫面。她就是不願意讓這個畫面變為真實，所以她才幾乎未曾有任何企圖，未曾向他表白。然而，他卻迫不及待告訴她「不可能」。

她無言的跑掉了，從此再也不敢回頭。她不敢看到曾經被他親口告訴「不可以」之後自己是怎樣的表情和心情。

時隔多年，他們重逢。那個不可能變成了可能。

她心中長期被壓抑的情緒終於絕提了，原來她心中有如此多委屈和憤怒。她開始經常在深夜裡偷偷哭泣，她也經常去那個毀掉希望的操場，儘管這很痛苦。她去過很多次，終於心裡平靜了很多。然而她卻滋生了新的痛苦，她渴望讓他了解她那曾經的痛苦並也渴望在他的懷裡哭一哭。

她們見面了，她在他的懷裡哭過了。他很笨拙，並沒給她渴望的安慰，同時她感覺到他根本不理解她，她無法向他訴說自己的愛恨情仇。

也罷，她暫且感到了幸福，至少她在他的懷裡哭過了，至少他有那麼一點點了解她了。

不過很快，她又有了新的痛苦，她渴望他能夠對她說「我愛你」。因為他真的太笨，他總是不會說甜言蜜語。

她們再次見面。她抓住他的手，低頭央求「可不可以說點好聽的？可不可以騙我說一聲我愛你」「幹嘛說那沒用的……」她的心劇烈的顫抖。她再次絕望：「其實你說了我也不相信的……」她泣不成聲。

他感到很意外。只有她自己明白希望破滅的強烈失落。

她心裡又掠過那次頭也不回跑掉時的疼痛。

她跟他交往中，總是倍感受傷。為什麼會是這樣呢？她開始觀察自己的痛苦。

於是她開始堅持不斷且全然深入的自我溝通。這種溝通，整整持續了三年。

經過三年的溝通，她終於看清了自己的心理模式：自己總是心存期待，而這種期待又都是帶有她自己的色彩。他無法完全了解她，她和他對愛的表達方式總是不一樣，於是她的失落總是很多。也就是說她受苦的模式就是心存期待。

我愛他。那就愛吧，有誰不允許嗎？沒有。

我想讓他知道「我愛他」。難道他不知道的話我的愛就不存在嗎？不是。

我想讓他對我說甜言蜜語。說不說是他的事，而愛不愛是我的事，這之間有什麼必然關係嗎？

他總是很忙，總是無法跟我在一起。他真的很忙，他有他自己的工作。如果我無法跟他在一起，那我的愛就不存在了嗎？不是。

她不斷在自己的內心對話，最後她確定讓自己受傷的是自己。

他說暑期來，卻因為有別的事而沒來。

我天天盼著念著，我度日如年，我坐立不安，就連每一次的簡訊提示都會讓我心跳加速，我多麼希望是他發來的，並告知何時到達。

不是，一次又一次的。我從興奮到失落之間瘋狂掙扎。

最後他說過的那個期限已過了。他沒來，他的解釋是他去了B城。我傷心極了。因為他當初說的是去完B城後會到A城（我所在城市）的，然而現在卻成為了理由。他都心不在焉。

停下。他怎麼樣是他的事情。

他他他……他有很多行為表現都讓我失望。然而這是他的錯嗎？沒有，他按他的方式在生活，而我卻想控制和占有。

她終於微笑了，她的痛苦減少了。她還是愛他，只是不帶有痛苦。

這條路，她整整走了三年。她無數次逃跑又回來，無數次爭辯又正視。她無數次放棄，又重做。

她向我講述完自己的經歷，並長舒了一口氣。後來也曾發來一封信，信中寫到：

我是我的受害者，也是拯救者。我是我自己的聽眾和講述者。

堅持與自己溝通並全然面對相當困難，但是意義很大。我們向他人講述的時候很容易就扭曲事實或感受，別人也很容易介入進來給我們善意的干預，但這些都不會解決問題。只有與自己溝通，對自己的坦白更有效。

一彎新月淡淡掛在天邊。寧靜皓潔。

## 對生命臣服

某個朋友遭遇不測而充滿憤恨不甘的去諮詢心靈導師，而得到的答案是「臣服」。

他更加憤怒了：「臣服？難道我只能這樣逆來順受嗎？難道我就這樣放棄嗎？……」

關於臣服的確容易產生誤解。

一方面有些人會認為「臣服」就是放下所有努力，甚至停下腳步坐以待斃。一方面有些人則認為「臣服」就是宿命，一切都計畫好了，安排好了，所以無論我們如何做，結果都是一樣的。

臣服是去經歷當下發生的事情，而不是從「當下」跳出來去沉迷，為何出現了這件事情？這件事情是不是應該發生？這件事情帶來了什麼樣的後果？我能改變它的把握有多少？我值不值得去努力？

就是這樣，這就頭腦的把戲，自我的把戲，它很巧妙的把「當下」換掉並掩蓋了。

臣服是當下發生了挫折，我們正視它，接受它，經歷它，這其中已包括了我們的態度、行動及努力，我們無需再把是否要逆來順受，是否要放下努力等掩蓋當下的意識帶進了。

發生了就發生了，沒有對過往的後悔和指責，沒有對未來的得失之心。我們的行動和作為不受約束，我們努力（其實努力並不準確，也許說「反應」更貼切）更積極且有力量。

艾森豪年輕時，脾氣相當急躁，一點耐心都沒有。平時，他們一家總是一起玩紙牌遊戲當消遣。一天晚飯後，他像往常一樣和家人打牌。這一次，他的運氣特別不好，每次拿到的牌都很差。開始時他只是有些抱怨，後來，他實在是忍無可忍了，便發起了少爺脾氣，把牌一扔，不打了。站在一旁的母親看不下去，說道：「既然要打牌，你就必須用手中的牌打下去，不管牌是好是壞。好運氣是不可能都讓你碰上的！」艾森豪聽不進去，依然憤憤不平。母親於是又說：「人生就和這牌一樣，發牌的是上帝。不管你名下的牌是好是壞，你都必須拿著，你都必須面對。你能做的，就是讓浮躁的心情平靜下來，然後認真對待，把自己的牌打好，力爭達到最好的效果。

艾森豪覺得母親的話不無道理，便一直牢記著母親的話，用母親的話激勵自己的人生，不再一味抱怨生活，而是以一種平靜進取的心態，以一種積極樂觀的生活態度，善待人生中的每一次機遇，迎接生命中的每一次挑戰，勇敢面對人生中的挫折與不幸，盡自己最大努力去做好人生的每一件事。最終他成為美國歷史上的第三十四任總統。

臣服，即「必須用手中的牌玩下去」。

生命，生活，當下的發生的確很像我們手裡的牌，無論我們手裡的牌如何不好，但這已經是不可改變的事實，對其抱怨或者放棄都沒用，而必須用手中的牌打下去。

何況，手中的牌看著不好，但至於遊戲當中會出現什麼樣的組合、其他人手裡又如何，他們又如何出牌等都是未知數。一切皆有可能啊，就等著我們去自己創造呢。而這個創造就發生在每一個當下。

然而，臣服並不容易。因為臣服不是自我的認知裡面能夠了解的事情，只要自我存在，那麼真正的臣服就無法發生。

我們怎麼可能在黑夜裡發現陽光呢？

我們在黑夜裡找到的仍然是黑暗。我們不服，我們以為我們可以找到太陽，於是自己欺騙自己，拿個手電筒，對那些訴說臣服的人大喊「看啊，這不是嗎？我找到太陽了，我不放棄，我不臣服，我找到了」

是嗎？他是否真的找到了太陽？

我們必須從黑夜走出來，不然我們永遠無法懂得臣服，我們不會真正臣服的。我們能做的要麼就自欺欺人拿手電筒當陽光；要麼就是以臣服為由，默認捲縮在黑暗當中。

當我放下「自我」的時候，臣服便發生了。

比如死亡是「自我」被迫離開，被迫放下的時刻。它是恩典的發生，是生命讓我們臣服的智慧安排。只是，從生到死，「我」一直在掙扎，掙扎了一生。

我們何不在有生之年，就在此刻讓臣服發生呢？我們為何在死亡的那一刻才讓它發生呢？

# 對病症表示感謝

病症發生了，病症讓我們的生活發生了變化。由於病症，我們原有的一切秩序被打亂了。我們痛恨病症。

然而，如果我們能夠換一種角度看待病症，也許我們會有另一種發現。

一粒沙子嵌入了蚌的體內，蚌無法將其排除體外，就分泌出一種半透明的物質用以療傷。經過很長時間，那粒沙子被層層包裹起來，形成一顆晶瑩璀璨的珍珠。人們珍愛的寶貝，熠熠生輝的珍珠，竟然是蚌之「病」。

據科學調查，長年不患感冒的人，得癌的概率是經常患感冒人的六倍。那是因為感冒發燒可以燒死很多病菌。

孩子在成長的過程中經常會犯錯誤，但是經過批評教育，他逐漸學會明辨是非，從稚嫩走向成熟。大人們也經常犯錯誤，一經發現，及時改正，則會向正確的方向前進。

如果我們帶著意識，經歷病症，我們可以治癒它並免於再遭受它。然後如果我們無意識，只懂得抱怨、不平，那麼我們的的病症會加劇或重複，我們就癱軟在這樣的模式裡面。如果我們帶著意識看出疾病，感恩一定會自動發生。

如果再從宗教教導的角度來講，疾病是在消業，我們應該帶著懺悔或虔誠的心去經歷它，因為我們曾經的過錯，我們必須讓它得以平復。

無論是意識層面還是宗教層面，疾病的發生就算不能說好事，但也不是壞事。就在我們如何看待。而最好的態度就是表達感恩。

在能量療癒裡面有一種療法就是運用這種法則，即當疾病發生的時候我們需要靜靜看著它，首選對它表示感謝，是它給我提示，讓我們關注自己，然後就靜靜看著它或者可拋出問題「你的顯現是為了什麼?」

也就是說，把病症當作一種獨立的生命體，與它交流，觀看它的顏色、形狀等等，透過這些可以獲得病症的療癒，更能獲得心靈的頓悟。

當我們用感恩之心看待一切的時候，我們的心變得更柔軟，更寬廣，我們真的可以找到值得感恩的種種。

一位牧師拿著教會急著要用在施工上的錢，在街上遇上了匪徒，全部的錢都被搶去了。

回到教會裡，每個人都急著追問他事情發生的經過，他卻說要找個地方靜下來禱告。十五分鐘之後，牧師從禱告室出來，其他人問：「你禱告求神尋回那筆錢嗎?」另一個人說：「不是的，牧師一定是求神再賜下另一筆錢給我們用。」

牧師徐徐說：「我剛才是感謝神三件事。第一，感謝他，因為我只是被搶了錢，身體並沒有受到傷害。第二，我感謝神，因為這只是我三十年來第一次遇上強盜，過去的三十年，我都蒙神庇護未遇上過。第三，最感恩的，是我被人搶去東西，而不是我去搶他人的東西。感謝神給我良好的成長環境和家庭教育，令我不至淪為強盜。」

一切都是恩典。

一切都是最好的安排。

無論是痛苦的或者是辛酸的。

實際上越是痛苦的經歷越是蘊含深層長遠的意義。當有一天我們能夠透過痛苦瞥見其背後的真意，那麼，那麼心中一定會升起由衷的感恩和堅定的力量。

一切發生必有恩典，而只是我們能不能看到它或者願不願以感恩的狀態去生活。

## 懂得真愛

愛是個很根本的「東西」，貫穿所有生命個體及群體。

此愛非彼愛。

人們天天說「愛」，而有多少人真正懂得愛的本質？

愛的品質如陽光，陽光照耀萬物而並無分別、並無要求、更無期待，只是全然的照耀而已。陽光被烏雲遮住，但不會因為人們看不見它而不存在……

我們的愛，很多時候只是個小愛，甚至不是愛，為何？

以父母對孩子的愛來舉個例子：父母希望孩子乖、希望他功課好、希望他健康……這是不是愛？

可能是，可能不是。得看他背後的起心動念。

其實很多時候希望孩子乖、希望孩子好等等眾多期望的背後蘊含很多自我的欲望和恐懼，「自我」希望透過這樣來證明自己、炫耀自己：看看吧！這就是我的兒子或者女兒。

父母的愛都有可能有如此「瑕疵」，那就更別提其它了。這裡我並無貶低「愛」的意圖，而是想為「愛」正名。

其實很多時候人們都在以「愛」的名義下控制、束縛、占有、填補空虛、獲取安全感以及證明自己而已。當然我不相信人性如此的卑劣，我不相信人們骨子裡就如此，不是的，絕對不是，出現上述狀況只是因為人們尚不了解內在活動，還有就是出於對生存、對歸屬的恐懼。

請讓我們提升自己「愛」的品質吧！發自內心的真愛我們的父母、孩子、愛人及朋友吧！有能力真愛是非常有力量的作為。

其實很難說清楚真愛（或大愛）與假愛（或小愛），但也比較容易辨別，至少每個人自己內心比較容易辨別：方法就是看看我們的「愛」是否跟隨著痛苦或者焦慮、期待等？如果有，那就不是真愛，而是我們的小愛，我們給愛摻雜了太多的期望、控制、占有甚至恐懼，不是嗎？我們的「痛」不就是因為失落了這些種種才產生的嗎？

某個冬天在街上看到一隻精心打扮的穿了盛裝的狗，以我們人類的常規邏輯來推理，這隻狗也許是今年過本命年或者剛結婚。牠穿了紅鞋、紅馬甲，馬甲袖口還有毛絨裝飾、還把前額的毛染了顏色並紮起來……

很多路人好奇看著或逗著小狗，牠好像很興奮，牠的主人也很自豪。不知小狗的興奮是否與牠的盛裝有關、牠有沒有引起路人注意而高興呢……

遇到其他「裸奔」的狗，牠們看似也很快樂，好像沒覺得自己沒穿衣服或者沒穿節日盛裝而自卑或低人一等，牠們興奮跑過來與穿盛裝的小狗玩，穿了盛裝的狗看似也不介意與他們淪為一體。

穿了盛裝的狗急切的想跑過去，牠極力拽著主人的繩子，並伴隨稍有不滿的哼哼。狗主人沒有放任牠，並對牠說，不能去，那邊太髒、衣服會弄髒。

不知小狗是否能聽懂，總之牠一直在努力掙脫繩索。

盛裝帶給了牠什麼？似乎什麼也沒帶來，反而增加了束縛和負擔。而自豪的主人用愛憐的口氣與牠談論，說都是為了牠。盛裝到底是為小狗還是為主人？

原來我們太容易把自己的喜好強加給別人，而這樣的強加，如小狗那樣的默默承受不會有太多的問題，而如果不是小狗，換作是另一個人呢？我們多少的衝突源自於這樣的自以為是、自我為中心的強加呢？

當然，如同「子非魚焉知魚之樂」，「我非狗，確實不知道小狗是否願意或喜歡」。也許小狗是喜歡的，在此只是想說明我們是如何的在愛的名義下控制束縛並製造混亂和病症……

懂得真愛吧！這是一條很深層的解脫之道。

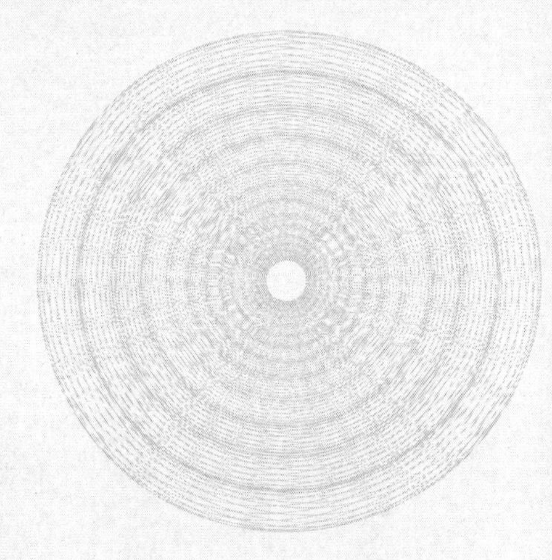

# 第九章

## 放下病症，成為自己的主人

沒有你的故事，你是誰？

同樣，沒有我們的病症，我們是誰？

當病症沒了或者病症不再成為我們的困擾時，我們是否如願以償圓滿呢？

我們經常有這樣的經歷：對某種東西或體驗非常渴望、千辛萬苦追尋，然而忽然某天對所熱衷的一切感到索然無味，繼而內心充滿空虛和無聊，不知所措……

是的，我們對自己的探索應該不僅僅局限於對自己的了解、對病症的了解以及如何擺脫或治療病症上，我們最終的目的是了解生命，享受生命，活出生命的精彩。

就讓我們完全清明看透自己，放下所有無意識病症的需要和重複吧！如此我們可以帶著意識去體驗或放下病症。如此我們才是自己的主人，活出精彩的自己。

## 認識真正的自己

我們是否認識我們自己？

我們是否想過自己到底是什麼樣的？

從鏡中反射照見的，擁有自己獨特長相的，有時歡喜有時哀傷的，那個我，我們看似很熟悉。

然而，我們所說的、所見的、所感受的，自以為是的自己，卻受制於我們的認知或感受的局限。這些都不是全部的我們自己。

身體是我體驗物質世界的載體，透過它我能體驗、感知冷暖、酸甜、黑暗與光明、花開花落、痛覺和愉悅。然而，身體不是我；

頭腦是我理解和分析世界的工具，透過它我能區分差異、歸納和推理。然而頭腦不是我；

情緒是我對人事物的內心反應工具，透過它我表達喜怒哀樂。然而情緒不是我；

身體不是我，頭腦不是我，情緒不是我。

我們到底是什麼？是那個被感知的東西還是那個去感知的東西，亦或是兩者都是。但這個很矛盾，很牽強。

如果我們是那種被感知的東西，那誰在感知呢？那些我們無法感知卻真實存在的東西又如何解釋？它們不會因為我們的無法感知而變得不存在。

如果我們是那種感知本身，那麼又有誰去感知我的感知呢？感知背後的感知又會是怎樣的感知？

看來，我們只可以是「無限」。因為當有任何感知或被感知發生時它的背後又必須存在某個更大的感知存在著。

沒錯，我們就是無限。這個無限的我們才是真正的我們。

凡是是能夠被框定和描述的都不是真的。這也就是為什麼我們不能透過學習，教導等來獲取它的原因。

真正超越標準和規範的。即就算有任何標準或規範，也都無法約束它，它既是符合標準和規範，也無法用它來限定。

真正的東西沒有好壞對錯。而我們常常自以為是的好壞對錯，只是我們依據自己的喜好而做的分類和標準，是我們自己局限自己的陷阱。而事實上真的沒有所謂的好壞對錯，假如，放下我們對顏色的喜好，我們還能說紅色是對的還是綠色是對的嗎？或者紅色是好的還是綠色是好的嗎？紅色和綠色沒有好壞對錯的區分，區分的是我們的喜好。

如果任何東西能夠透過某種標準來衡量和區分，那麼這個東西就不是真的。

真正的東西，不會因為時間的推移而變成假的；不會因為環境的變化而變成假的；不會因為空間的變化而變成假的。那麼這個是什麼呢？有這樣的東西嗎？

隨著時間推移，我們的身體變老了，這個身體不是真相；戀人由於不在一起感情發生變化，這個感情本身不是真的；早晨盛開的花，中午凋謝了，這個花開花枯的現象也不是真的；真正的東西不需要我們的發現和同意，無論我們是否意識到，它已經存在了；存在即為真正，真正即為存在。我們的真相就是存在，它只是存在而已。

認識我們自己的真相，那麼我們就可以放下病痛。煩惱只是暫時的假象，是我們自己造作的，而真正的本源是空無的。

存在透過某個東西顯化自己。

存在是那個顯化背後的真實。

我們現在之所以無法看到或意識到真正的自己，是因為我們把自己局限在「自我」裡面了。

放下我們自己，自以為是的自己，這樣才能發現「自己」以外的無限。

## 接受所有的自己

做生命的主人，我們需要學會愛自己。

愛自己就是接受自己，接受所有的自己。

我們的存在就是完美的，人類之所以擁有千差萬別就是為了從不同的角度展現生命智慧的完美。我們不必自己沒有張三的聰明、李四的口才、王五的健美而去責怪和放棄自己。我們也不必做錯了事情而不再原諒自己。

我們要全然接受自己，如此我們才能看到自己的精彩。

當然，接受自己和自愛並不是自私。它們有完全不同的方向和內涵。不過，確實很容易產生歧義和混淆。那就再談談它們的區別吧：

自私是以自己為中心，充滿敵意及防衛的狀態。因為「自我」認為其所有生命意義只有靠外在才能實現，而且外在的資源是非常有限的，所以為了自身的生存，必須競爭、必須爭奪、必須防衛。這就是自私行為產生的最深層的原因，這是一種認識的誤區，是沒有盡頭的掙扎。

那麼自愛是什麼樣的？

自愛就以真實的對自己。真實的去面對自己的感受和情緒，不逃避、不篡改。

自愛就是全然的看自己。不加任何評論或批判。讓所有真實去展開。

自愛是關注內在的，包容和呵護內在的一種狀態。它不依靠外在來證明自己的成功或存在，自愛的目的在於是否活出了生命之精彩。什麼是生命之精彩？問問自己內在吧！學會自愛吧！我們內在有純然的衝動和力量，要透過我們把內在的美展現給世界，展現的內容及形式只有我們自己才知道，世俗的標準和希望不一定是我們內在真正想要的。

接受自己，不是去溺愛自己，不是把所有錯誤和責任推給他人。

其實，當我們真正接受自己的時候，對外界的評判和排斥也就不存在了。因為外在就是內在的投射，如果我們對外在的一切充滿憤怒、不滿及失望，那麼實際上是我們對自己憤怒、不滿和失望，是我們自己不接受自己。

唯有學會自愛，才可以活得輕鬆愉悅、才有能力愛別人，不然我們的愛是畸形的，我們的生活是充滿痛苦的。

接受自己！接受自己本來的樣子！這是通往神性的道路，通往解脫的道路。

前些日子從兒子幼稚園的故事書上看到一則故事：

森林裡住著一群小動物，有兔子，猴子，斑馬，大象，長頸鹿等。

有一天動物運動會開始了，小動物們都去報名了，項目有爬杆，舉重，跑步等等，非常豐富多彩。

第一個是爬杆比賽。小動物們都在杆子下準備著，只聽熊裁判說了聲比賽正式開始，猴子就第一個衝到了終點，又拿了冠軍。猴子每年都是爬杆冠軍。很多小動物都在猴子面前送花，拍照。

第二個項目是舉重，小動物們都準備就緒了，只聽裁判說了聲比賽開始，小動物們都各個使出全身的力氣向上舉，下面的觀眾都扯開了嗓子喊加油。最後，大象又穩拿冠軍了。

最後一個項目是跑步，小動物們都在起跑點上等待裁判的一聲令下，只聽槍聲一響，小兔子就像箭一樣衝出了起跑線。也箭一樣衝到了終點。

猴子是爬杆冠軍。大象是舉重冠軍。兔子是跑步冠軍。

大家都是冠軍。

是的，我們都擁有自己的精彩。接受自己並把自己的精彩活出來吧！

## 回歸自己的中心

有一對夫妻，生活中處處為愛人著想，百般恩愛，互相遷就，從來沒有吵過架，別人都投去羨慕的目光。妻子知道丈夫喜歡吃蛋黃，所以每次有雞蛋的時候，都會留給丈夫吃，而丈夫知道妻子愛吃蛋白，所以也把蛋白給了妻子，一個雞蛋有人喜歡吃蛋黃，有人喜歡吃蛋白，而且都留給對方，這何嘗不是一件好事？

就這樣過了幾十年，有一次，丈夫病了，住院期間，妻子很照顧丈夫，妻子理所當然的為丈夫做些好吃的，而且是喜歡吃的，其中就有雞蛋。很自然，妻子把蛋黃給了丈夫，這可是他的最愛，這時候丈夫說話了，今天他不想吃蛋黃。妻子很奇怪，於是就提出疑問，他說其實一直以來我都喜歡吃蛋白的，每次看到蛋黃我都會想吐，只是想到你也喜歡吃蛋白，所以只好留給你吃了。妻子低下了頭，她說其實我只喜歡吃蛋黃，因為自己喜歡，所以認為你也會喜歡，所以把好的都留給你了。

上面的故事儘管很淒美，但不是真美。

當我們不知道如何真實的愛自己的時候，相互的愛就容易是畸形的。真愛自己，就是回歸自己的中心。這並不容易達到，但還是可以達到的。

回歸自己的中心，首先要找到自己的中心，其次要信任自己的中心。

回歸中心就是找到真我的道路，也是改變自己、改變世界的道路。只有當我們回歸到自己的中心，我們周圍的，被我們牽連的，那些我們所依賴的或者所依賴我們的那些才可以歸於自己應有的位置。這才是真正對自己和他人的愛。

回歸中心就是做自己，不戴偽裝，不戴恐懼，不依賴的真實的做自己。真正的自己絕不是拿金錢、時間或者其他任何外在名相來衡量和表達。

就如，某些人充滿愛心和慈悲，處處希望能夠幫助別人。然而這種希望幫助別人是她的需求，是她在依賴這種需求，同時也因為這樣的需求而吸引各種對她有所求和有所依賴的種種。

病症何嘗不是呢？我透過依賴它去實現自己的種種目的；

私愛何嘗不是呢？我們透過依賴它達到控制；

當我們依賴這些的時候，我就依附在所執著的名目上，而遠離了自己的中心。

當我們回歸自己的中心，不再從外在尋找自己的時候，也就沒有更多失落、批判，甚至沒有希望和追求。此時真愛就自然流出來。

我們每個人都是獨一無二的個體，我們將自己獨有的天分活出，即是回歸自己的中心。我們原本沒有唱歌天分，為何一定要變成歌星呢，為何與百靈比較而去看低自己呢？

貓就是貓，牠就是喵喵叫，我們為什麼非要讓牠學狗汪汪叫呢？

兔子就是兔子，牠原本就是吃草的，牠為什麼非要學老虎去吃肉呢？

這些說起來很鮮明，也很荒唐，現實中不會出現實例。然而我們自己呢？我們為什麼不跟從自己內在的真實呢？

## 啟動內在力量

人們在遇到緊急情況時會發揮平時所沒有的力量，如為了救人，一個弱女子猛地掀起了重物；一個老婆婆在夜間碰上惡狼，結果將狼打死。這都是人體潛力在緊急關頭發揮出來的結果。

科學家估計，目前世界上大約有百分之五十以上的疾病不需要治療就會自癒，這也被認為是人體潛力的作用。這種潛力包括人體免疫系統的防禦作用和自身穩定作用等。比如癌症，現在被認為是「不治之症」，可是也有靠人體潛力使癌症消退的例子。

人體有多方面的潛力，有些已經透過體育鍛煉和練氣功等方法發揮出來，並在理論上得到闡明。

我們偶爾表現出來的超級能力及病症治療方面的潛能，其實它就在我們的體內。只因為我們不懂得啟動，甚至不相信它的存在，因此那些偶然的超級發揮都成了奇蹟和不可思議。

我們，總是外求，故而放棄做自己生命的主人。

我們的內在存在一切的真相，包括人性、生命以及宇宙；包括力量、療癒、喜悅、富足。我們需要去發現、信任並讓它發生。

關於人性、關於生命、關於宇宙，有很多學派、很多類別的研究和解說。我不反對任何一種，也不推崇任何一種。我覺得其實所有學派、所有類別其最深層終極目標都是一樣的。如老子的道、孔子的禮儀忠孝、西方的數字能量、塔羅、星相、佛洛伊德精神分析及本能論、基督、科學時代的能量守恆律、相吸相斥、磁場、電波、共振、量子物理等等，這些都是不同層次和不同角度的「指月之手」，他們都在試圖說明內在的真理，都在描述同一個「月亮」。

是的，其實任何事情都有他內在的規律，我暫且稱其為宇宙密碼。

一切都有定數，但也蘊含無限玄機。所謂有定數，如人的出身所帶的 DNA，這些都可以稱之為定數，因為我們生在如此的家庭、帶有如此的基因，所以我們待人處事就會是如此的習性。然而我們是可以超越定數的，因為我們擁有自由意志，即刻可以改變的意念作用力。

其實改變只在一念之間，因為我們每個起心動念都有影響力。意念，即為心的波動，心的力量。

我們的「心」真的有無限潛能，所以對一個人來講心態決定其現狀和未來。然而，有多少人真正懂得自己的「心」呢？這是個大問題，我們多數人忙於太多的追求而忘了去關注自己的心，其實很多時候我們所追求的東西不是我們內心真正想要的，這就是為什麼很多人達成了自己所追求而內心仍然充滿痛苦或者空虛的原因。

那麼如何了解自己的內心？說了很簡單，就是靜下來！就靜靜感受就好，要保持內心的平靜，不要念念不忘過去，不用時刻擔心未來，當下此刻最真實最安全，從來沒有痛苦和空虛。如果我們非說有，那好吧，那是我們自己想要的，我們緊抓著不放過去或者急促狂奔到了未來，我們不在當下。就讓我們來看看自己吧！我們有多長時間沒有聽聽自己的心跳，感受雙手的溫暖，還有那充滿活力的一呼一吸……

力量就在我們的裡面，如果我們拒絕啟動自己內在的力量，那麼外在的力量無論如何高超，也無法發生作用。

要關注自己的內心！要學會與自己對話！方可自如啟動內在的力量，做生命的主人。

## 體驗生活 享受生命

幾個學生問哲學家蘇格拉底：「人生是什麼？」

蘇格拉底把他們帶到一片蘋果樹林，要求大家從樹林的這頭走到那頭，每人挑選一顆自己認為最大最好的蘋果。不許走回頭路，不許選擇兩次。

在穿過蘋果林的過程中，學生們認真細緻挑選自己認為最好的蘋果。等大家來到蘋果林的另一端，蘇格拉底已經在那裡等候他們了。他笑著問學生：「你們挑到了自己最滿意的果子嗎？」大家你看看我，我看看你，都沒有回答。

蘇格拉底見狀，又問：「怎麼啦，難道你們對自己的選擇不滿意？」

「老師，讓我們再選擇一次吧，」一個學生請求說，「我剛走進果林時，就發現了一個很大很好的蘋果，但我還想找一個更大更好的。當我走到果林盡頭時，才發現第一次看到的那個就是最大最好的。」

另一個接著說：「我和他恰好相反。我走進果林不久，就摘下一個我認為最大最好的果子，可是，後來我又發現了更好的。所以，我有點後悔。」

「老師，讓我們再選擇一次吧！」其他學生也不約而同請求。

蘇格拉底笑了笑，語重心長說：「孩子們，這就是人生——人生就是一次無法重複的選擇。」

外面下著雨，我在屋裡聽雨、聽風、聽音樂、還有老公玩遊戲的配音。平靜又平淡。望著天花板，沒有睡意，意識空白，我經常這樣發呆……

除了快樂就是不快樂；除了苦惱就是不苦鬧。是這樣嗎？我不認同。此刻我就是靜靜待著，沒有快樂的快感、也沒有痛苦的糾結。我並沒有快樂，我也並沒有不快樂，我沒有痛苦，我也沒有對痛苦的恐懼。

生活是大師，每一個安排都充滿著智慧和慈悲。

沒有黑夜何來白晝，
沒有月缺何來月圓，
沒有山高何來平原，
沒有父母何來孩子，
沒有黑白何來彩色，
沒有離別何來思念，
沒有距離何來相聚。

……

一切的一切都如此完美。

每一種結束都是另一種起點，

每一種苦難都是另一種修練，

每一種打破都是另一種創新，

每一種捨棄都是另一種自由，

平淡就是幸福。

簡單就是幸福。

自然就是幸福。

只是，只是，我們常常誤解「生活」，繼而看不到自己擁有的幸福。

其實我們生來就擁有幸福，只是在成長的路上忘記了。而後來，我們發現自己不幸福，所以發誓要找到幸福。

於是我們整裝待發，

於是我們跋山涉水，

於是我們發憤圖強，

於是我們起早貪黑，
於是我們嫉妒焦躁，
於是我們貪婪無度，
於是我們偷雞摸狗，
於是我們放縱任性，
於是我們緊抓不放，
於是我們緊追不捨，
於是我們裝腔作勢，
於是我們欺人欺己，
於是我們見利忘義，
於是我們眾親反目，
於是我們過河拆橋，
於是我們斤斤計較，
於是我們自暴自棄，
於是我們爭前恐後，

於是我們透支未來，
於是我們逢場作戲，
於是我們造假造劣，
於是我們獻媚獻嬌，
於是我們口是心非，
於是我們空虛無聊，
於是我們全副武裝，
於是我們囤積恐懼，
於是我們欲生欲死，
於是我們咬牙切齒，
於是我們忘掉了自己，
於是我們離幸福越來越遠……
幸福在哪裡？我們一路高喊。
然而，經過執著強烈的找尋，我們的心變得越來越遲鈍、視線變得越來越狹隘。
最終我們親自把幸福丟了。確切的說，我們把幸福給忘了。

幸福就在我們的身邊、就在我們的心裡、就在我們的手裡、就在我們的眼下。只是，只是我們忘了它。也許應該說我們不認識它。

我們也許繼續尋找幸福，然而如果我們不改變認知，也許到死也認不出手中的幸福。

也許某一天我們會找到幸福，然而我們無法接受自己如此愚昧無知，然後瘋掉或者死掉……

幸福，平淡到讓我們看不到的地步；簡單到讓我們無法接受的程度。

就讓我們用心生活，用心經歷每一刻的幸福吧！

## 創造無限的可能

我們的內在有無限的潛能。像愛因斯坦，愛迪生等天才人物，僅僅也只是開發了自身不到百分之十的潛能。

所謂潛能其實就是心的力量，信念的力量。如果我們非常專注和信任，那麼我們的所思所想會成為事實，心想事成並非沒道理。

佛法講一切唯心造。是的，在純然的心境是可以創造物質的。

人本來是萬物之靈，人賦予物質意義和形狀。一切都在我們掌握當中。

外求把人放在無能的地位上，因為無法把握，因為所求在外面，所以外求的人，心裡充滿著恐懼和不安，在不斷追求和不斷守護中度日。

內求是把人放在能動主導的地位上，一切都在內在，一切都在把握當中，心裡充滿著平和喜悅。

有句話說「拯救自己的只有自己」。沒錯，這話說的絕對是真理，信不信由你。

當然也有一句話說「最難征服的也是自己」。是的！這句話說的也是真理。

我們就是我們自己的創造者。

新時代一些思想認為：一切皆為能量、一切皆為頻率。心理和意念也是能量和頻率。

我們也許只相信科學，我們也許只相信眼見為實。然而在我們看不到摸不著的未知裡確實運作著各種我們無法想像的奇蹟。

不要太排除新事物！不用太自我局限。

一切都是能量及頻率，只是波動和頻率的高低層次不同而已。

愛和感恩是很高層次的能量振動，這種振動能讓人感到舒服。

每個能量都具有感染力，但強度有所不同，如憤恨、悲傷是一種非常強有力的能量振動，這就是為什麼一些負面的情緒（憤恨、悲傷等等）總是持續很長時間的原因。

能量沒有好壞之分，只是高低不同。

就如，世上有沒有鬼？

說「有」也對，說「沒有」也無妨。所謂「有」是指確實有那種低層的頻率是存在的。有些人低落的時候發生幻覺幻聽，表明他正與低頻共振。沒關係的，只要調整自己的頻率就無礙。這個意義上講「鬼」只是一種振動狀態而已。

所謂「沒有」是指沒有我們集體意識當中的，一種可怕的、外在的、害人的鬼存在。恐懼都是內心創造的，想像出來的。

一切都是能量的展現，非常好的發現，我覺得這種發現給了我們主動權，即心念也有能量，而且非常大。

用你我積極光明的心念來改造現狀和未來吧！多好！

電子書購買

國家圖書館出版品預行編目資料

你不是真正生病，只是大腦說服了身體：疼痛源自控制欲、過敏是因為壓力、發燒出於恐懼……社會已經很暴戾，別再被情緒「剝奪」健康的權利 / 花榮 著 . -- 第一版 . -- 臺北市：財經錢線文化事業有限公司 , 2023.02
面；　公分
POD 版
ISBN 978-957-680-587-5( 平裝 )
1.CST: 醫學心理學 2.CST: 通俗作品
410.14　　111022270

# 你不是真正生病，只是大腦說服了身體：疼痛源自控制欲、過敏是因為壓力、發燒出於恐懼……社會已經很暴戾，別再被情緒「剝奪」健康的權利

臉書

作　　者：花榮
發 行 人：黃振庭
出 版 者：財經錢線文化事業有限公司
發 行 者：財經錢線文化事業有限公司
E-mail：sonbookservice@gmail.com
粉 絲 頁：https://www.facebook.com/sonbookss/
網　　址：https://sonbook.net/
地　　址：台北市中正區重慶南路一段六十一號八樓 815 室
Rm. 815, 8F., No.61, Sec. 1, Chongqing S. Rd., Zhongzheng Dist., Taipei City 100, Taiwan
電　　話：(02) 2370-3310　　　傳　　真：(02) 2388-1990
印　　刷：京峯彩色印刷有限公司（京峰數位）
律師顧問：廣華律師事務所 張珮琦律師



定　　價：350 元
發行日期：2023 年 02 月第一版
◎本書以 POD 印製